髪をもたない女性たちの生活世界

その「生きづらさ」と「対処戦略」

吉村さやか

髪をもたない女性たちの生活世界——その「生きづらさ」と「対処戦略」

目次

第3章 「このゆびとまれ」という対処戦略

第4章　「さらす」という対処戦略

第5章　「スキンヘッド生活」という対処戦略

序章

問題の所在

髪をもたない女性たちの生きられた経験を聞き取る

1　研究の目的と背景

本書は、髪をもたない女性たちの「日常生活世界」（Shütz and Luckmann 2003=2015）に焦点をあて、彼女たちの「生きられた経験（lived experience）」（Van Manen 1997=2011; 山田 2020）と多様な意味世界の検討を目的としている。

研究の背景には、女性にとって髪は「ジェンダー・アイデンティティのシンボル」（Synnott 1993=1997: 182-3）と捉えられ、女性が髪を失うという経験はタブー視されてきたことがある

（Romweber 2004; Weitz 2005; Hoffmann 2006; Riley 2009）。

しかしながら実際には、先天的・後天的な病気やけがによって[1]、まだら頭やスキンヘッドの女性たちが存在する。彼女たちは、「髪は女のいのち」といわれる根強いジェンダー規範のあるこの社会をどう生きてきたのか。これが本書の初発の問いである。

日本においては、男性の「ハゲ」に関する社会学的研究はなされている一方（須長 1999）、髪をもたない女性たちの経験は、調査者にとっても被調査者にとっても聞きづらく語りづらいことと捉えられ（石井 2001）、研究の対象として焦点化されてこなかった。

他方、国外に目を向けると、当事者への聞き取り調査にもとづく研究が少数ながら散見される（Romweber 2004; Weitz 2005; Hoffmann 2006; Riley 2009）。そこで次節ではまず、それら先行研究の検討を通して、これまでどのような実態が報告されてきたのかを確認したい。

2　先行研究の検討

（1）構成の類似性

先行研究はいずれも、二〇〇〇年代のアメリカで実施された調査にもとづいている。調査者

表 0-1　先行研究の構成（目次）一覧

文献	構成（目次）
Romweber (2004)	Part Ⅰ：Understanding the Importance of Hair Chapter 1　The Spread of the Peacock's Tail Chapter 2　Wavelengths Chapter 3　Rapunzel, Rapunzel… Chapter 4　Crown and Glory Chapter 5　The Mane Attraction Part Ⅱ：Overcoming the Trauma of Hair Loss Chapter 6　A Private and aasilent Morning Chapter 7　Survival Skills Chapter 8　The Last Tangle Chapter 9　Myth, Magic, and Medicine Chapter 10　Hair Peace
Weitz (2005)	Chapter 1　The History of Women's Hair Chapter 2　Hot Combs and Scarlet Ribbons Chapter 3　Ponytails and Purple Mohawks Chapter 4　What We Do for Love Chapter 5　Paycheck and Power Haircuts Chapter 6　Bald Trutha Chapter 7　At the Salon Chapter 8　"I'll Dye until I Die" Chapter 9　No More Bad Hair Days
Hoffmann (2006)	Chapter 1　Hair in Myth and Legend Chapter 2　Beginning the Dialogue about Hair Loss Chapter 3　The Many Causes of Hair Loss Chapter 4　Breaking the Silence: Talking about Hair Loss Chapter 5　Building Your Hair Loss Team Chapter 6　Treatment Talk Chapter 7　Special hair Loss Concerns for African American Women Chapter 8　Ironing Out Ferritin Chapter 9　Hair Nutrients Chapter 10　Laser, Volumizers, Cover-Ups, and Wigs Chapter 11　Tracking the Hair Loss Holy Grail Chapter 12　Silent No More
Riley (2009)	Chapter 1　Literature Review Chapter 2　Methods Chapter 3　Results Chapter 4　Analysis Chapter 5　Conclusion

の身分は、心理学者（Romweber 2004）、社会学者（Weitz 2005）、医療ジャーナリスト（Hoffmann 2006）、文化人類学専攻の修士課程の大学院生（Riley 2009）と異なるが、女性の身体と健康に関心をもつ女性研究者という点で共通している。

さらに注目したいのは、構成の類似性である（表0-1）。いずれの研究においてもまず初めに、古今東西を問わずいにしえの時代から、髪は女性性や女性美のシンボルと捉えられてきたことの確認作業がなされている（表0-1内、太字下線部）。そこでは、神話や伝説、故事や諺、文学や詩、絵画や写真、ポスターや広告などのさまざまな資料を通して、「女性にとって髪は重要である」ことが〝実証〟されている（図0-1）。いずれの研究においても、当事者の語りが登場するのは、共通してそのあとなのである。

たとえば、社会学者の Rose Weitz は、当事者の語りを検討する章の冒頭で（Chapter6 Bald Truth）、次のように述べている。

> If you really want to understand the importance of hair, talk to a woman who doesn't any. You'll quickly learn, as I did, that losing one's hair can feel like one's very self（Weitz 2005: 134）.

もし、髪の重要性について本当に理解したければ、髪がない女性と話すとよいだろう。私がす

ぐに理解したように、女性にとって髪を失うことは、自己喪失と同様の感覚をもたらすのである。（筆者訳、以下同）

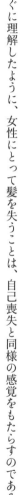

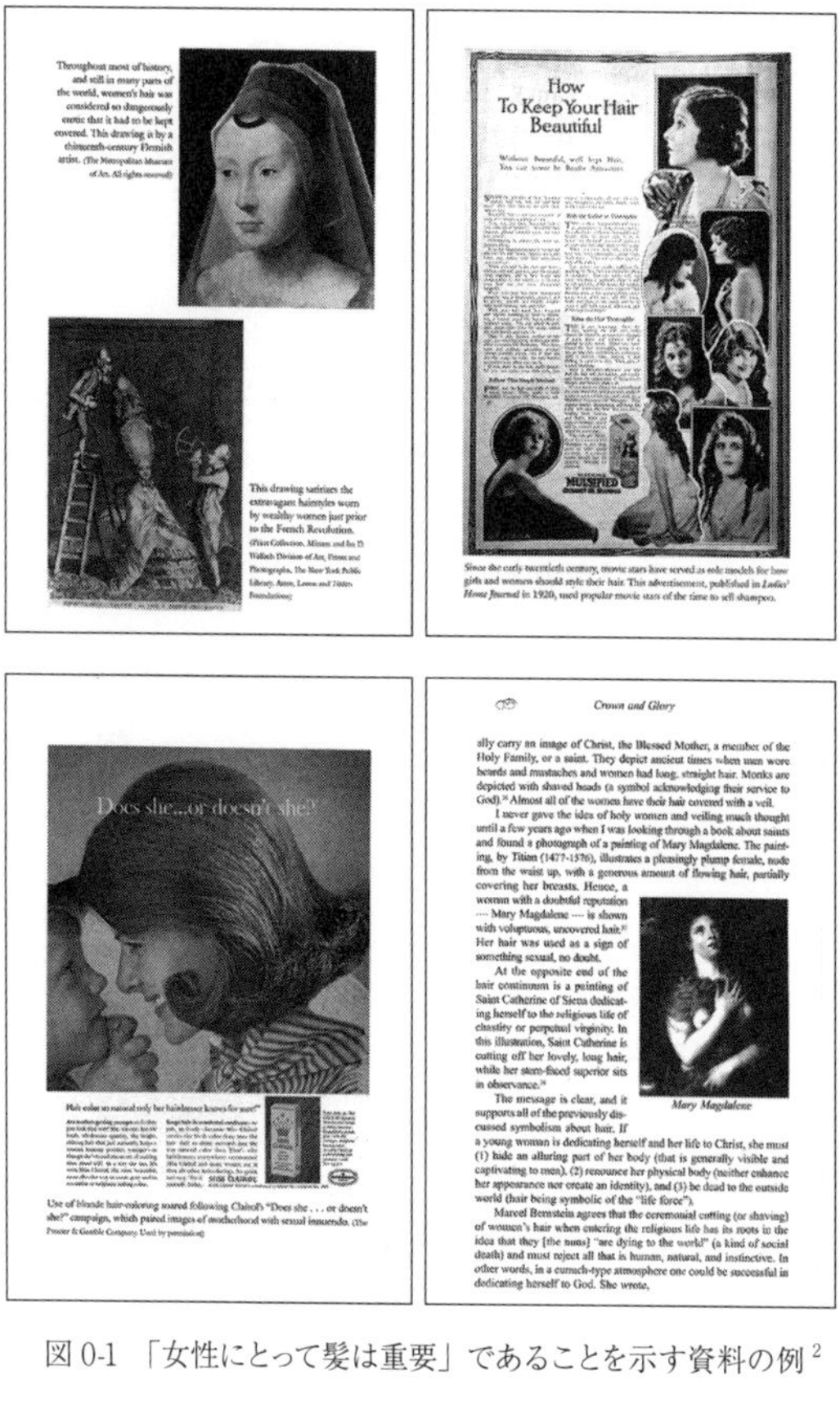

図 0-1 「女性にとって髪は重要」であることを示す資料の例[2]

このように先行研究はいずれも、「女性にとって髪は重要」であり、したがって「女性が髪を失うという経験は、きわめて深刻な問題になる」という流れで構成されていた。

（2）引用／解釈される語り

もうひとつ、先行研究に共通するのは、そのような流れで引用／解釈される当事者の語りもまた非常に似通っていることである。以下は、その例である。

Greif plays an important role in coping with alopecia. Women grieve over their hair as well as their old identity. While losing it, Beth says, "I would sob to my boyfriend and tell him that it felt like I was losing a best friend; I was literally losing a piece of me." （Riley 2009: 37）.

髪を失うこと（脱毛症）に対処する過程で、悲しみは非常に大きく作用する。女性たちにとって髪を失うことは、アイデンティティ喪失と同様の深い悲しみをもたらすのである。たとえばBethは、脱毛中の経験についてこう語っていた。「私は泣きながらボーイフレンドにこう言ったの、私は自分の一番大切な友だちを失っているような感覚がしているって。私は本当に、私の一部を失ったの。」

このように、先行研究で引用／解釈されていた語りの多くは、「女」アイデンティティの身体記号とされる髪を失ったことによる彼女たちの深い悲しみやつらさである。

また、いずれの研究においても、完治療法が確立されていない状況のなかで、「いかに治すか、いかに隠すかをめぐる語り」が確認された。以下は、その例である。

“I wear a wig all the time,” Paula says.（中略）“I keep it covered all the time with wig or a hat. I am too embarrassed to even go to a hairdresser to get the little I have left cut. I would like to know where would I go next for help. What kind of doctor should I see?”（Hoffmann 2006: 11）

Paula はこう語る。「私はいつもウィッグをかぶっているの。どんなときもウィッグや帽子で髪がないことを隠しているの。美容院に行くのでさえ恥ずかしい。次はどこに助けを求めたらいいの？どんなお医者さんに診てもらえばいいの？」

先行研究において、こうした当事者の語りを通して報告されていたのは、髪をなんとか取り戻したいと完治療法を待ち望み、使い心地のよい良質なかつらを探し求めているという実態であった。

（3）先行研究に残された課題と本書の目的

以上の検討から、先行研究の特徴として次の二点を指摘することができるだろう。第一は、いずれの研究も「女性にとって髪は重要」であり、したがって「女性が髪を失うという経験は、きわめて深刻な問題になる」という流れで構成され、髪をもたない女性たちの語りは、いわばそれを〝論証〟するものとして提示されていたことである。第二は、そのような流れで引用／解釈される彼女たちの語りは、「女性としてのアイデンティティ喪失をめぐる語り」と「いかに治すか、いかに隠すかをめぐる語り」に集約可能なことである。

しかしながら、私が二〇一二年からおよそ七年かけて行ったフィールドワークを通して出会った当事者女性たちの経験は、先行研究で報告されている実態の範疇にとどまるものではなかった。彼女たちは、「生まれたときから髪がないからこれがふつう」「いまはもう髪がないのは気にならない」と語り、それぞれがより楽に、より快適に生活することのできる方法を通して、「生きづらさ」を軽減／解消させながら、この社会をしなやかに生き抜いていた。本書で着眼したいのは、彼女たちの「しなやかさ」（奥村・桜井 1991: 7）であり、「女性に髪がないこと」をどう捉え、どう対処しながら生きているか、その実態はより多様なことである。この点をふまえると、先行研究の知見は、「女性が髪をもたないこと」をマイナスイメージの記号、すなわち「スティグマのシンボル」（Goffman 1963=2001: 82-3）と自明視することによって、彼女たちの多様性を捨象していると言わざるを得ないだろう。

本書の目的は、これまで隠すことが自明とされ、社会的に見えづらい存在であった髪をもたない女性たちの生活世界に焦点を当て、フィールドワークの経験を通して、彼女たちの多様な意味世界を描き出すことにある。その作業を通して、当事者が日々直面し、個人的対処を迫られている「生きづらさ」の具体的内実と、それへの対処戦略を明らかにしたい。

3　研究の方法と分析の対象

初発の問いを明らかにすることを目的に、二〇一二年六月から二〇一九年三月にかけて、当事者の会でフィールドワークを行った。主な調査フィールドは、「円形脱毛症を考える会」（現・ＮＰＯ法人「円形脱毛症の患者会」）である。[3] 調査者としての身分を事前に伝えたうえで、当事者会員として会に所属し、会の運営組織に協力を得ながら、以下三つの調査を実施した。

第一は、当事者とその家族の生活史の聞き取り調査である。会の活動を通して出会った当事者とその家族に加え、会の運営組織に協力を得て募集した調査協力者を対象に、個別インタビュー形式で生活史の聞き取りを行った。調査協力者数は七五名（当事者の女性四二名、当事者の男性一七名、当事者の家族一六名）で、同じ個人に対し、複数回にわたって聞き取りを重ねたケースも多く、収集した聞き取りの音声データの総数はおよそ六五〇時間である。

調査を開始した二〇一二年当時の私自身がそうであったように、調査協力者の女性たちの多くは、これまで髪の喪失をめぐる経験を他者に語る機会がほとんどなく、発症以降の経験を言語化することに困難をともなった。したがって聞き取りの場面では、ライフストーリー調査法に依拠しながら（桜井 2002）、ともに当事者である聞き手と語り手が、当事者としてのこれまでの経験を互いに語り合う作業を通して、「曖昧な生きづらさ」（草柳 2004）を言語化するというプロセスが、きわめて重要となった。実際、私自身、彼女たちとの語り合いを通して、調査を始めるまで秘匿化し、ながらく言語化することのできなかった発症以降の経験を言葉にできるようになった。このように本書では、髪をもたない女性たちの記憶と経験を共有し、「私たちのストーリー」（Plummer 1995=1998）を構築しようと模索していく調査・研究のプロセスに、調査者の当事者性を生かすという手法を採用した。

表 0-2　当事者コミュニティの年間スケジュール[5]

1月～2月	・関西交流会（関西在住の当事者スタッフが中心となって開催される・主に大阪） ・当事者の親の交流会（通称「親がも会」・於東京事務局）
3月～4月	・会報「このゆびとまれ」（春号）の発送作業（於東京事務局）＆懇親会
5月～6月	・会報「このゆびとまれ」（夏号）の発送作業（於東京事務局）＆懇親会
7月～8月	・東京セミナー＆懇親会（医師による脱毛症の医学的解説、有識者によるアピアランスケアに関する講演、参加者同士の交流会）
9月～10月	・会報「このゆびとまれ」（秋号）の発送作業（於東京事務局）＆懇親会
11月～12月	・地方交流会＆お泊まり会（温泉宿の貸切旅行などが企画される・場所は毎年異なる） ・日本皮膚科学会でのブース展示（啓発活動の一環としての活動報告・リーフレット配布）・会報「このゆびとまれ」（冬号）の発送作業＆クリスマス会（於東京事務局）

第二は、当事者の会での参与観察である。調査協力者のなかには、会への参加歴が長く、ボランティアスタッフとして当事者同士のセルフ・ヘルプ（ピア・カウンセリング）活動に携わってきた経験をもつ女性たちも含まれる。また、本書で事例の検討を行う女性たちのなかには、「実名・顔出し」ができる当事者として、メディアからの取材協力や講演活動を積極的に行いながら、当事者運動を牽引してきた女性たちも含まれる。これらの点をふまえて、フィールドワーク中は、年間スケジュールに沿って行われる会の活動に一当事者として参加しながら（表0-2）、彼女たちがどのような活動を行っているのか、活動内容を内部から観察し、フィールドノートに記録した[4]。

第三は、当事者の会の運動史に関する資料収集と内容分析である。本調査フィールドは、国内初の当事者の会として知られ（社納 1998）、一九九六年に発足以降二〇二三年現在に至るまでのおよそ四半世紀にわたり、世代交代をしながら、当事者運動が綿々と受け継がれてきた歴史がある。この点をふまえて、収集した資料の内容分析を通して運動史を整理した。収集した具体的な資料は、当事者コミュニティの歴史を知る人びと（運営スタッフ、参加歴の長い当事者たち）への聞き取りデータ、当事者の会の出版物（会報『このゆびとまれ』通算一一八号・二〇一九年三月時点）、手記集（ひどりがもの会・阿部編 2001; 円形脱毛症を考える会編 2005）、ならびにメディア報道関連資料（ニュース・特集番組の録画ビデオ、新聞・雑誌記事）である[6]。なおこれらの資料の一部は、第3章から第5章においてライフストーリーを再構成する際の資料としても用いた。

以上のように本書では、それぞれに異なる社会的文脈で生み出された当事者のさまざまな語りを分析の対象としている。これらの生活記録を用いることで、社会生活に参加したり働きかけたりする行為主体としての個々人の多様な人生経験を考察することができる（Plummer 1983=1991）。そしてその際に、ストーリーの生産・消費・変化の過程や社会的な作用、政治的な意味を明らかにすることを目指すのである（Plummer 1995=1998）。

同時に、多種多様な生活記録を分析の対象とする背景には、当事者コミュニティ内部の多様性だけでなく、発症以降のライフコースの変遷にともなう、当事者一個人の内的変化のプロセスにも着眼していることがある。追って詳述するように、髪をもたない女性たちが、女性としての自らの身体に髪がないことをどう捉え、どう認識してきたのか、その意味づけは可変的なのである。その背景には、「人間とは意味を付与したり意味の世界を構築したりしながら、意味のなかで、意味によって生きる存在」（江原・山岸編 1985: iii）であることが指摘できるだろう。この点をふまえて、とりわけ第3章から第5章で取り上げる当事者女性たちの事例の検討では、インタビュー場面という、「いま‐ここ」に至るまでの内的変化のプロセスを丁寧に描き出すことを目的に、さまざまな時点で書かれたドキュメント資料も参照しながら、それぞれのライフストーリーを再構成することにしたい。

また、「女性に髪がないこと」を当人自身がどう捉えているか、その認識の仕方は、発症年齢によって大きく異なることも指摘されている（Riley 2009）[7]。この点もふまえて、以下では、発症年齢とその年代もさまざまな当事者女性たちの「生きられた経験」を丁寧に聞き取り、収集した資料を用いて再構成したライフストーリーの詳細なる検討を通して、髪をもたない女性たちの「生きづらさ」の具体的内実とそれを軽減／解消しうる対処戦略を明らかにしたい[8]。

■註

1 合併症を除くと、脱毛をともなう病気には脱毛症と抜毛症とがあり、医学において前者は皮膚疾患、後者は精神疾患に分類されている。また脱毛症は、生理的脱毛と病的脱毛とに大別され、後者が治療の対象となるが、それらはさらに脱毛が生じる原因によって、以下九つの病気に分類されている：①円形脱毛症、②男性型脱毛症、③休止期脱毛症、④加齢変化、⑤全身性疾患にともなう脱毛症、⑥医原性脱毛症、⑦頭部に生じた皮膚疾患続発性脱毛症、⑧機械性脱毛症、⑨先天性脱毛症（植木 2014）。本調査協力者は、①と⑨の脱毛症の当事者と抜毛症の当事者である。

2 左から三点は Weitz（2005）より（ページ数未記載）、一番右は Romweber（2004: 79）より転載した。

3 同会は、一九七五年に「円形脱毛症の子を持つ母親の会」として、株式会社東京義髪整形の支援のもと発足した。一九九六年七月に、親の会から当事者の会へと再組織化された際、「円形脱毛症を考える会」と改称し、二〇一七年九月にNPO法人格を取得した際、「円形脱毛症の患者会」とさらに改称した。会員数は全国におよそ一五〇名である。会の主な活動としては、年二回の「医療セミナー」（皮膚科医による脱毛症のメカニズムと治療に関する講演会で、東京と地方都市で各一回開催）、年一回の「親がも会」（脱毛症の子をもつ親の会）のほか、一九九九年以降現在まで継続して、年に四～五回、会報『このゆびとまれ』を発行している。なお会報は各会員の自宅宛てに郵送されているが、会員の中には、ともに暮らす家族に髪がないことを隠している当事者や、当事者の子どもをもつ親が、子どもには内緒で会員として所属し、治療やかつらに関する情報収集を行っているケースも多い。そのため郵送する際の封筒には、カモの一種で、英語でスキンヘッドの人の意味をもつ「緋鳥鴨（ひどりがも：baldpate）」にちなんで名づけられた「ひどりがもの会」という通称が用いられている（ひどりがもの会・阿部編 2001: 14）。

4 本書では、フィールドワーク中に「観察した内容や経験を事後的な検討が可能なテクストに変換すること」（Emerson et al. 1995=1998: 12）を目的に書いたフィールドノート（A6サイズ・全五冊）も、フィールドワークの経験を検討する際の資料として用いた。

5 二〇一六年二月三日のフィールドワークの経験を検討する際の資料として用いた。

6 資料の入手方法について、会報と体験談集は出版物として購入し、メディア報道関連資料の録画ビデオは、第3章で事例の検討を行う当事者の女性Cさんの元パートナーで、三代目会長を務めた当事者男性Dさんから提供を受けた。記して御礼申し上げたい。

7 これについては、第3章で詳述する。

8 なお、第1章以下でライフストーリーの検討を行う当事者の女性たち、ならびに当事者の会の運営組織には、提出前に原稿内容の確認をしてもらい、出版の許可を得ている。

第1章 髪をもたない女性たちの「生きづらさ」

1 分析の対象

本章では、髪をもたない女性たちの「生きづらさ」とは何なのか、彼女たちの「問題経験」の語りの検討を通して、その具体的内実を明らかにする。問題経験とは、日常生活のある事柄をめぐる「『何かおかしい』、不満、不快、疑問、怒り、憤り、悩み、違和感、苛立ち、疲労感、不調、生きづらさ」（草柳 2004: 35）を意味する。社会学者の草柳千早は、生きづらい状態を社会問題として定義する活動、すなわち「クレイム申し立て」になる以前の「問題経験の語り」に照準を合わせる社会学の重要性を次のように指摘している。

「問題」はもっとさまざまな形で語られている。社会学はそうしたリアリティに接近し、また「問題」を経験している人たちの訴えや存在が認知されず、まさに不可視化されていることが「問題」であるような経験の過程をもっと視野に入れていくことができるはずである（草柳 2004: 86）。

先行研究で指摘されているように、「女性に髪がないこと」がタブー視されやすい状況のなかで、髪をもたない女性たちの存在は不可視化されてきた（Romweber 2004; Hoffman 2006）。しかしながら以下の議論を先取りすると、彼女たちの「生きづらさ」とは、「女」アイデンティティの身体記号としての髪を失ったことによる深い悲しみやつらさだけではない。本章では、先行研究が看過してきた「生きづらさ」に注目し、調査データを横断的に用いながら、彼女たちの問題経験の語りを検討していくことにしたい[1]。

2　事例の検討

（1）「治らない」――治療にともなう問題経験

本調査協力者の年齢は一〇代から六〇代と幅広く、発症年齢とその年代もさまざまで、インタビュー場面で語られた発症以降の人生経験はまさに多様だった。しかしその一方で、いずれの女性も経験したと共通して語られた生きづらさがあった。

第一は、「治らない」という問題経験である。現状、彼女たちの病気の原因は明らかでなく、完治療法は確立されていない。ほとんどの女性は、いくつかある対症療法をひとつずつ、ときには併用しながら受けており、いずれも治療期間は数年以上と長期化していた。とりわけ、幼少発症や脱毛面積が広範に及ぶ場合は難治性が高く、また、一度完治したが再発した女性も多かった。

さらに治療は、痛みやかゆみ、むくみ（ムーンフェイス）、全身の倦怠感といった身体的負担や通院にかかる時間や労力、治療費や交通費などの経済的負担を生じさせていた。これらの負担や労力は当人に対してだけでなく、ともに暮らす家族や家庭生活にも影響を及ぼしていた。治療にともなうこのような問題経験を軽減／解消させ、生活を維持するために、多くの女性は治療を受けるのをやめ、治すことをあきらめていた。

しかし当人とその家族（とりわけ当事者が幼少の場合）にとって、「治療しても治らない」という現実を受け入れ、治療しないという選択に至るのは、けっして容易なことではない。会の運営に携わる当事者スタッフたちの話によると、当事者とその家族の多くは、「なんとしてでも治したい」「治らないと人生が始まらない」という思いから、治療法を探し求めて日本全国の病院をめぐり、病院での治療と並行してさまざまな民間療法も試しているという。そのような当事者と家族の多くは、「髪がないことは絶対にバレたくない、知られたくない」と必死に隠して生活しているため、接触するのは難しく、調査協力を得ることはできなかった。

対して、私からの調査依頼の申し出に対して快諾の返事をくれた調査協力者のほとんどは、「生まれたときから髪がないからこれがふつう。なんとしてでも生やそうとは思わない」(三〇代・幼少発症)、「いまはもう、髪がないのは気にならない」(四〇代・二〇代発症)と語り、あらゆる治療を試したが治らなかったという経験から、治療に希望を見出してはいなかった。彼女たちは治療をやめた理由について、「どうせ治る見込みがないんだったら、治療にお金と時間をかけるよりはウィッグにお金と時間をかけたい」(三〇代・幼少発症)、「治療に使うお金と労力をウィッグとか他のことに回した方が建設的に生きられるかな」(五〇代・二〇代発症)と思うようになったからと語った。

このように、彼女たちが治療を受けなくても支障なく生活できるのは、病気を治さなくても(=髪を生やさなくても)、かつら(義髪)という疑似身体を装着することによって、外見上は「ふつう」の身体状態を手にすることができるからである。実際、医療現場でも、かつらの着用は「QOLを改善させる効果がある」（坪井ほか 2017: 2761）と、併用療法のひとつに推奨されている。しかし、かつらを着用すれば全く問題がないわけではなく、それによって新たな問題経験が生じていた。

（2）「隠しながら生活するのは大変」――かつらの着用にともなう問題経験

脱毛症や抜毛症という病気で髪をもたない女性が、かつらの着用によって髪がないことを隠しながら生活することは、「病気」というスティグマを隠蔽する「パッシング（passing）」である。つまりそれは、「まだ暴露されていないが〔暴露されれば〕信頼を失うことになる自己についての情報操作」（Goffman 1963=2001: 81）である。

しかしすでに指摘されているように、パッシング生活は「つねにいつ崩壊するか分からない生活を送っているという点で非常な心理的負担、すなわち非常に大きな不安を負わざるを得ない」（Goffman 1963=2001: 148）。

また、顔にあざのある女性たちの問題経験を報告した社会学者の西倉実季は、「カムフラージュメイクは万能ではない」（西倉 2005）と、パッシングによって新たに生じる問題経験を指摘している。顔にあざのある女性の場合、カムフラージュメイクというパッシングの成功によって社会参加の可能性が拓かれる一方で、隠している自己を否定的に捉えたり、隠していることが露呈するのを避けるがゆえに行動が制限されたり、親密な他者関係を回避せざるを得ないなどの問題が生じているという（西倉 2009）。西倉は、顔のあざに対する他者の否定的反応が帰結する当初の問題経験を「先発的問題経験」、パッシングという対処の過程で新たに生起する問題経験を「後発的問題経験」とよんでいる（西倉 2009: 267）。

カムフラージュメイクをしながら生活する顔にあざのある女性たちと同様、かつらを着用しながら生活する髪をもたない女性たちも、精神的負担、否定的な自己認知、活動制約、親密な他者関係をめぐる困難という後発的問題経験に直面していた。具体的な語りとしては、「日常的にはかつらをかぶっているからわからないけど、隠しごとをしているっていう負い目をずっと感じてしまう」（四〇代・二〇代発症）、「自分は駄目だ、みたいな、かわいくないって思っていた。自分のことがすごくきらいだった」「自己否定感がすごく強かった」（三〇代・幼少発症）、「プールの授業はずっと見学をしていた」（四〇代・一〇代発症）、「かつらが外れるのが怖くて、歯医者や耳鼻科には行けなかった」（六〇代・幼少発症）、「友だちに海や温泉に行こうと誘われても、なにかと理由をつけて断っていた」（三〇代・二〇代発症）、「髪型が変わらないねと言われるのが怖くて、職場を転々としていた」（四〇代・二〇代発症）、「仲の良い友だちに対しても、自分から壁を作ってしまっていた」（四〇代・二〇代発症）、「かつらのことは話せないから、もう恋愛をしないほうがいいんじゃないかって。自分からもう恋愛はしないって。そういうオーラを発していた」（三〇代・幼少発症）などである。

その一方、かつらの着用というパッシングに固有の後発的問題経験もあり、それが身体的苦痛と経済的負担である。具体的な語りとしては、「かつらはとにかく暑い。汗や蒸れで湿疹やかぶれができ、かゆくなる」（三〇代・二〇代発症）、「かつらがずれないようにといつも肩に力が入ってしまい、肩凝りや頭痛が慢性化している」（四〇代・二〇代発症）、「ひとつ六〇万円するかつらを二、三年に一度買い替えるのは大変」（三〇代・二〇代発症）などである。

特にかつらの購入にともなう経済的負担について、昨今ではファッション・ウィッグ（おしゃれ用かつら）が普及し、安価で質の良いかつらを手に入れやすくなったが、「医療用かつら」という名称で販売されているフル・ウィッグ（総かつら）は数十万円以上し、人毛で作られたオーダーメイドのかつらは、さらに高額となる。またかつらは消耗品で、およそ二、三年に一度は買い替えが必要になるため、かつらの購入にともなう経済的負担は定期的に生じるが、義手や義足とは異なり、義髪は保険適用外で、個人が全額負担しなければならない。ある当事者の女性（三〇代・幼少発症）は、高校卒業後の進学をあきらめ、就職した理由について次のように語った。

いまは安いもの［かつら］とかの情報もあるけど、昔は高いウィッグしかなくて。やっぱり私が高校卒業してすぐ就職しようと思ったのは、ウィッグのお金稼がなきゃみたいな、そっちのほうがあったんですよね。お母さんからは、美容師とか、薬剤師とかの学校に行ってもいいんだよとか言われたけど、でも私は、でもかつらのお金を稼がなきゃっていう。いま考えるとかわいそうですよね（苦笑）でもそれぐらい、かつらのお金っていうのは負担なんですよ。本当に、将来が変わってしまうから[2]。

このように、かつらの着用にともなう後発的問題経験は、彼女たちの日常生活に支障をきたすだけでなく、人生選択やライフコースにも大きな影響を及ぼしていた。

3　小括——問題経験の生成メカニズムと軽減／解消をめぐる困難

髪をもたない女性たちの問題経験の語りを通してみると、彼女たちの「生きづらさ」とは、髪をもたないことへの対処の過程で生じる問題経験であることが明らかである（図1-1）。

さらに、彼女たちが「生きづらさ」への個人的対処を迫られていることも指摘できる。その背景的要因としては、次の二点を指摘できるだろう。第一は、「髪をもたないこと」は「病気」として、治療の対象に位置付けられていることである。つまり女性にとって治療は、期待された「病人役割」（Parsons 1951=1974）となっている。第二は、とりわけ「女性が髪をもたないこと」は「スティグマのシンボル」（Goffman 1963=2001）とみなされやすく、それを隠さないことはタブー視されやすいことである。つまり女性が禿頭を隠さないことは、差別や排除の対象となりうる（Synnott 1993=1997）。したがって髪をもたない女性たちが「生きづらさ」の軽減／解消を目的に、治療やかつらの着用といった対処を放棄するのは容易ではない（図1-2）。

西倉は、「後発的問題経験は、パッシングという対処法をとっている限り、必然的に帰結されるものである」（西倉 2009: 270）と述べている。その一方、本調査協力者のなかには、パッシングを続けながらも、「いまはもう生きづらさを感じない」「乗り越えた」と語り、それぞれがより楽に、より快適に生活することのできる方法を通して、「生きづらさ」を軽減／解消させている女性たちがいた。

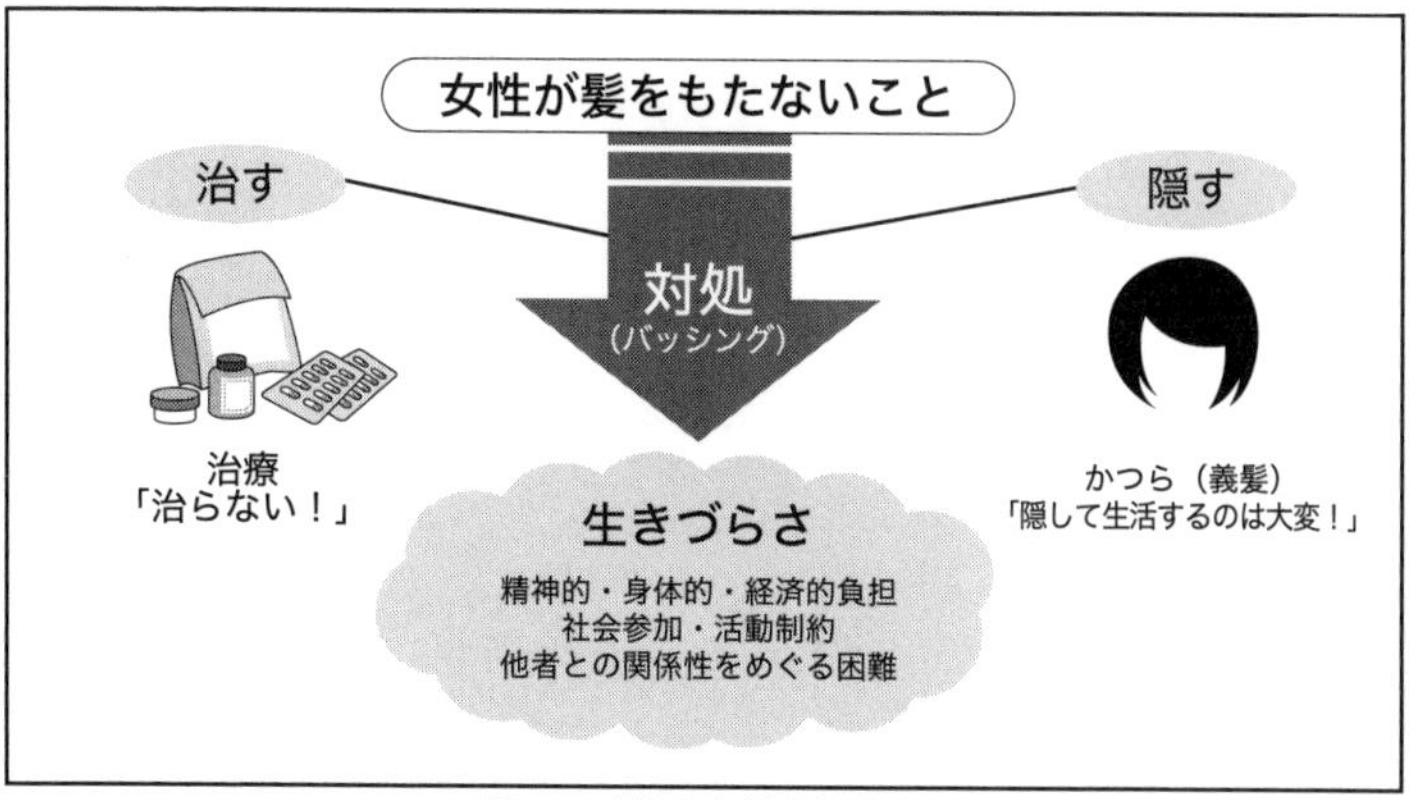

図 1-1　得られた結果概念図

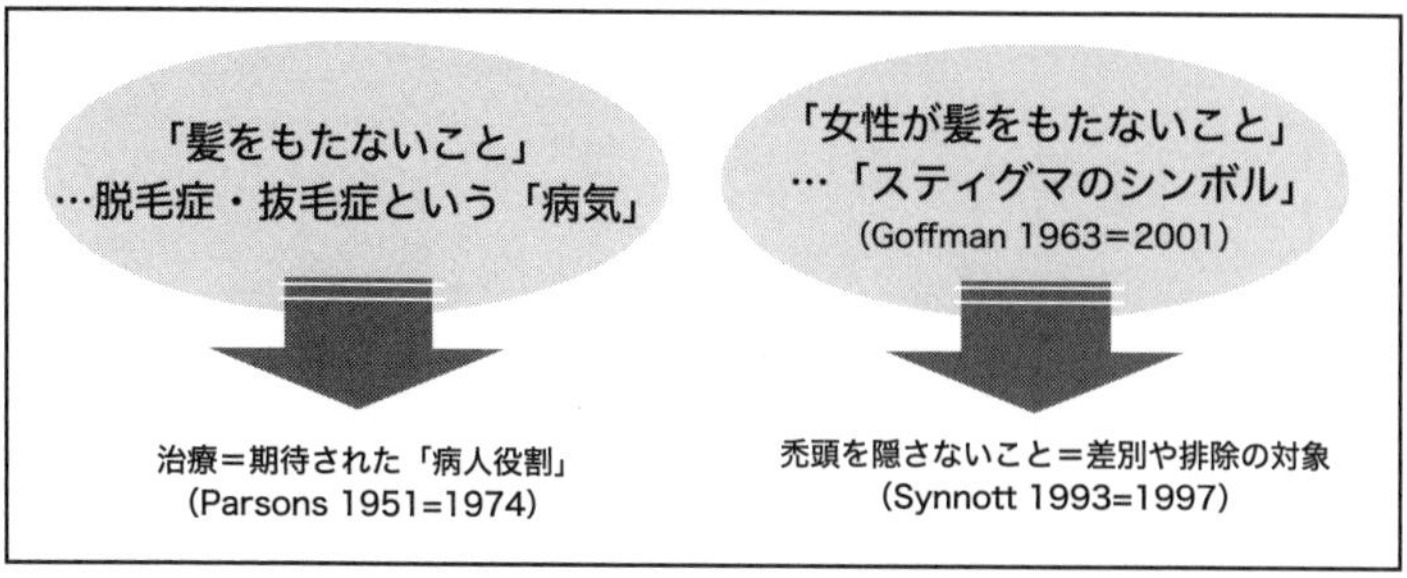

図 1-2　髪をもたない女性たちの「生きづらさ」の軽減／解消を阻む背景的要因

このような事例をふまえると、パッシングにともなう「生きづらさ」を軽減／解消させる方法は、パッシングをしないことだけではないといえるだろう。以下ではこの点に注目しながら、彼女たちのほとんどが採用していた「ウィッグ生活」という対処戦略を検討し、それがいかに機能しうるのかを明らかにしたい。

■註

1 本章でトランスクリプト集から聞き取りデータを引用抜粋する際は、（調査時の年齢、発症年齢）と表記する。なお、引用するデータはすべて当事者の女性の語りであることから、性別の記載は省略した。

2 ボランティアスタッフとして会の活動に携わる当事者の女性の語りで、彼女には二回聞き取り調査に協力してもらった。引用は、二〇一二年一一月二〇日に飲食店で実施した一回目の聞き取りデータの文字起こし（TS集二二頁九～一五行目）より抜粋した。

第2章

「ウィッグ生活」という対処戦略

1　分析の対象

本章では、本書で「ウィッグ生活」とよぶ対処戦略がどのような機能をもつのかについて、AさんとBさんのライフストーリーの検討を通して明らかにする。

彼女たちは人生の半分以上にわたり、かつらを着用してきた経験をもつ。いずれの女性も当事者の会への参加歴が長く、Aさんはボランティアスタッフとしてセルフ・ヘルプ活動に携わっている。Bさんはスタッフではないが、いわば会の「常連メンバー」で、当事者の会を通じて出会った当事者たちと、温泉旅行やスノーボードによく行く仲である。

「ウィッグ生活」を対処戦略とする当事者の女性たちは、西倉が聞き取りを行った顔にあざのある女性たちの多くと同様、「自己の問題経験への対処法として、クレイム申し立てによる社会変革をそもそも念頭に置いていない」（西倉 2009: 273）。彼女たちの多くは、「昔は高くて蒸れるかつらしかなかったけど、いまは安くて品質のよいウィッグも手軽に買うことができる。身体への負担もだいぶ減ったし、経済的負担も少ない」（五〇代・幼少発症）、「髪がないのはもう気にならないし、ウィッグでおしゃれも楽しめる。これまで通りふつうに働ければ、それで問題ない」（三〇代・幼少発症）、「別にわざわざ声をあげなくても。『髪は女のいのち』って言わないでとか、『ハゲ』『ヅラ』は差別語だって言ったってキリがない。そんなことは相手にしない、気にしなければいい。静かに穏やかに暮らしたい」（四〇代・二〇代発症）[1]と語り、「生きづらさ」を「問題」とは語らず、社会調査の対象になることに対しても消極的だった。

実際、AさんとBさんに聞き取りを行った二〇一三年から二〇一四年当時の私自身もまた、「ウィッグ生活」を対処戦略としており、この対処戦略を採用する他の多くの当事者の女性たちと同様、「生きづらさ」を「問題」とは認識していなかった。当時の「私」に対する私の認識は、「七歳のときに突然髪が抜け出して全身の体毛を失い、それ以来かつらをかぶって生活している女の子」程度であり、「脱毛症という病気の当事者」という認識が希薄で、「ウィッグ生活」を送るのは「あたりまえ」と捉えていたのである。だが、かつらを着用することで、外見上は「何も問題がない」身体状態で社会参加することができていた一方、日常生活においては多々、後発的問題経験に直面していた。しかしフィールドワークを始めるまで、その経験を他者に語ったことがなく、うまく言語化できずにいた。語りづらさを覚えることをわざわざ語る必要はないだろうとも思い、社会問題を調査・研究しているという認識も希薄だった[2]。

このような私からの消極的な調査依頼の申し出に対し、AさんとBさんが快諾の返事をくれた背景には次のことがある。彼女たちは、当事者の会で行われるセルフ・ヘルプ活動に長年参加してきた経験を通して、当事者同士で「生きづらさ」を語り合うことに意義を見出しており、また同時に、その作業に長けていた。インタビュー場面で彼女たちは、脱毛症の当事者として自覚して間もない私の、うまく言語化できない問題経験の語りに耳を傾けながら、「うんうん、わかるわかる。私もこういう経験をしてね……」と共感を示しつつ、当事者としてのこれまでの経験を丁寧に語ってくれた。彼女たちとの語り合いを通して私は、それまでながらく「あたりまえ」と疑わなかった、かつらの着用にともなう問題経験を次第に言語化し、「ウィッグ生活」という対処戦略を相対化したのである。

以上をふまえて次節では、聞き取りデータをもとに再構成したAさん、Bさんそれぞれのライフストーリーの検討を通して、「ウィッグ生活」という対処戦略が「生きづらさ」をいかに軽減／解消しうるのかを明らかにしたい[3]。

2 事例の検討

(1)「つけたほうがかわいい」——Aさんのライフストーリー

Aさん（一九八〇年代生）が円形脱毛症を発症したのは、小学二年生のときだった。発症当時のことは、親から話を「聞いただけ」で「覚えていない」が、すぐに母親と病院に行った記憶はある。発症一年後に完治したが、その後すぐに再発し、「［円形脱毛が］治らんうちにまた次のができ」、「どんどん広がっていっ」た。その後も、学校を遅刻・早退しながら通院し、皮膚科だけでなく、精神科にも回され、「箱庭療法」や「夢日記」も書いていた。ありとあらゆる民間療法も試してみたが、髪は一向に生えてこなかった。

発症後しばらくは、地毛の結い方を工夫したり、帽子をかぶって隠していたが、髪が抜けているのは「バレバレ」で、「みんなが知ってる」ことだった。「男子はここぞといわんばかりに色々言ってきた」が、「いじめみたいなのは全然なかった」。

かつらの着用を始めたのは、小学四年生のときである。家族での引っ越しにともない、転校が決まった際、親がかつらを買ってきてくれた。治療を受けるのもかつらをかぶるのも「親が用意してくれた環境」で、「別に抵抗はな」かった。親は、「あんたがいややないんやったら［かつらを］外したらええし、いやなんやったら［かつらを］かぶってていいし、［髪がないこ とは］全然恥ずかしいことでもなんでもないし、たいそうでもなければ、悪いことでもなければ、ふつうってていうふうに徹底して接してくれ」た。Aさんにとっては、それが「すごくありがたかった」。

はじめて購入したかつらは、当事者の会の後援をしているかつらメーカーのものだった。そのかつらの購入をきっかけに母親とともに入会し、小学六年生のときに、はじめて会の活動に参加した。それまで「自分みたいなのは一人だけ」と思っていた彼女にとって、他の当事者との出会いは「衝撃」で、いまでも「すごく覚えている」出来事である。

かつらの着用については、親が転校先の小学校の先生に話していた。同級生に話すかどうかは、「転校生だったから親も先生もちょっとそのへんは悩んだとは思う」が、「一応それは私にも聞いてくれ」、「先生から、実はこういう病気だからAさんは、っていう話を私がいないときにみんなにしてくれた」。同級生たちは、「小学生特有」の「協力、優しさ、仲間みたいな感じ」で「みんな受け入れてくれた」。また、いじめられたわけではないが、友だちからかつらについて言われたり、気になるようなことがあったときには、「先生あのねノート」に書いて「発散」できていた。

彼女は中学二年生のときに、再び家族での引っ越しにともない転校しているのだが、それ以降は学校の先生や同級生にかつらの着用について「わざわざ言うことはなかった」。だが、「隠すようになってからのほうが気にするようになった」と、次第に「自己否定感」を抱くようになる。

A：なんかすごく……なんやろ、引っ込み思案になったわけではないけど、すごく自己肯定感が低くなって。もともとね、低いところはあると思うんですよ、子どものときからなんとなく自分には髪の毛がないし、笑いの対象やしってあったのが、中学に入って、そこがものすごく強調して感じられるようになって。

＊：うんうん。

A：でも、いじめもないし、友だちもいたし、楽しいっちゃ楽しかったんですけど。でもなんかすごい、自分は駄目だみたいな。中学のときは一番思ってた……かわいくないって思ってた。

自分のことがすごくきらいやった。

＊：あー。

A：かわいくないし、髪の毛ないし……だから、だから全然誰にも好かれないみたいな。（中略）あの子はかわいいからいいなーとか。なにかあったわけじゃなくて、ふつうに友だちもいたんですけど、全体的に？　自己否定感がすごく強かったー。

（二〇一四年四月二八日・TS集五頁一一～二八行目）

転校先の学校での生活は、いじめもなく、仲の良い友だちもいて、「楽しいっちゃ楽しかった」。だが当時の彼女は、髪がない「自分は駄目だ」、「かわいくない」と思い、「自分のことがすごくきらい」だった。

高校も中学校の「延長」で、友だちもいて、「高校生活自体はすごく楽しかった」。しかし高校に進学してからは特に、「女子としての自己肯定感」や「自信がなくなって」いった。

A：すごく楽しかったけど、高校になってからは特に……やっぱり女子としての自己肯定感みたいなのは……すごく自信がなくなっていって。

＊：へぇー。
A：でも、傍から見たら、なんもそんなん思わなかったかもしれないけど。（中略）なんかすごく自己否定感が強くなって。髪型もね、当時は思うようにいかへんから、すごいイライラして。パーマかけたいなぁとか、茶髪にしたいなーとか、括りたいなーとか、すごく日常的に。いまも思ってますけど。
＊：どういう髪型だったんですか？
A：おかっぱ。重たいし、黒いし、でも茶色くなってくるし。
（二〇一四年四月二八日・TS集五頁三五～四八行目）

当時着用していた「おかっぱ」のかつらは、Aさんの「思うよう」な髪型ではなく、「パーマかけたい」「茶髪にしたい」「括りたい」と「日常的に」思っていた。だが「思うようにいか」ず、「すごいイライラして」いた。また、ちょうどその頃、それまで「とりあえず通っておこう」と「ほそぼそと続けていた」治療をやめている。「どうせね、治る見込みないんやったら、こんなにお金と時間をかけるよりは、かわいい髪型したりとか、そういうほうに時間もお金もかけたい」というのが、その理由だった。

高校卒業後は大学に進学し、当時は児童福祉の仕事に携わりたいと希望していた。特に児童養護施設で働きたいと思っており、「かつらじゃなければ迷わず行っていた」。だが、実習中に子どもにかつらを引っ張られ、「これなに?」と言われたことが「すごく面倒くさく」なるなど、かつらの着用が「ネック」となってあきらめていた。結局、大学卒業後は、「結構きつい」高齢者福祉の仕事に就いたのだが、その仕事によって「すごく自分自身が鍛えられ」「自信がついた」。「それまでは自分の判断や意見にまったく自信がなかった」が、「ある程度責任のある仕事を任せてもらったり」、「信念をもってやった仕事」を通して、「私じゃないとできないことがある、私でもできることがある」と、「はじめて芯から」「自分のことを認めてあげられた」。

もうひとつ、Aさんの自己肯定感につながったのが、異性との恋愛経験である。中学・高校時代は、「自分はかわいくない」と「女子としての自己肯定感」が低く、「自分のことがすごくきらいで」、「誰にも好かれない」と思っていた。だが大学生以降は、制服や髪型に関する校則もなく、自分好みの髪型のかつらを着用し、メイクをすることで、おしゃれを楽しむことができるようになった。その過程で、「自分を女として認めてくれて、病気のことを知ってても知らんくても、かわいいと思ってくれる、好きだって言ってくれる心地よさの味をしめて」いった。「かわいいって言ってもらえる、好きっていってもらえる、それを離したくない」のである。

A：一回……セックス中に［かつらが］ずれたことがあって、それを自分が許せない、女の子として、そういうムードで（笑）。そういうシチュエーションをかくも台無しにするー。冷めるは萎えるは、もう私最低って自分が許せない。

＊：［かつらが］ずれるのは相手が触るからじゃなくて？

A：そうやけど、ずれるようなかつらをかぶってる自分が悪い。そういうときは相手を傷つけたー思うて、ほんとにつらい。（中略）私がいややねん。だから結婚したら…いやーずっと［かつらを］つけてんねやーって。

（二〇一四年四月二八日・TS集一七頁三二〜四四行目）

このように、相手が触れたことによってかつらがずれたとわかっていても、それ以前の問題として、Aさんは「女の子」としての自分の落ち度を責めてしまう。長時間かつらを着用するのは、「暑い」し、「窮屈」と感じる。だが、「大事にしてほしい、女の子として見てもらいたい」彼女にとって、かつらは「絶対に必要」で、なぜかつらを脱げないのかという問いに対しても、彼女は「かわいくないから」と即答した。

＊：うーん。それでもやっぱりかつらが脱げないっていうのは、なんなんだろう？
A：かわいくないから。
＊：かわいくないから。そうかぁ、やっぱりそうなんだなぁ、かわいくないんだなぁ。
A：うん。自分のなかではね、［かつらを］つけたほうがいい、つけたほうがかわいい。
（二〇一四年四月二八日・TS集二二頁三九〜四二行目）

Aさんは「自分の顔と自分の好みの服にスキンヘッドは似合わへん」と語り、あくまでもスキンヘッドは髪型のひとつの選択肢として捉え、それが自分に似合うか似合わないかで判断している。現在（調査時）の彼女は、二四万円のオーダーメイドのかつらを着用している。「そんなに安くはない」が、以前使っていた他のメーカーのかつらよりは一〇万円ほど安く、さらに、軽く、薄く、蒸れにくく、「かわいい」。

A：〇〇［以前使っていた他のかつらメーカーの名前、以下同］が自然だと思ってるけど、まわりの人から言わせてみれば、いや〇〇［のかつら］は毛が多すぎやでーって。手触りも、前は触ったら［かつらだと］わかる？　けど、これ［いま着用しているかつら］はすごい軽くて薄いから、はじめてこれ買ったときに泣きそうなくらい感動して（笑）。すごくよかったんだけど、○○のは、もう触ったらかつらってわかるけど、これは触っても頭の形がわかるし、生え際とかそういうのもかわいいし、あと蒸れない。あ、いや蒸れるんですけど、蒸れるけど○○［のかつら］に比べたら、あれはあたりまえやと思ってたけど、やっぱりあれはとても蒸れるタイプやったんやって。

＊：へぇー。いまかぶってるかつらは、いくらくらいなんですか？

A：これは二四［万］。そんなに安くはない。けどー、○○に比べたら一〇万くらい安いしー。

＊：あー、○○もそれくらいするんだー。

A：三○［万］ちょっとくらいかなぁ。でもねー、増毛できるんですよー。

＊：なるほどー。

A：増毛したらすっごいきれいになるんですよ。これは増毛できませんーって。わたし、一年くらいしかもたへんと思うー。

＊：あーそうかー。

A：○○のときは二年くらい使ってたんですけどー、そのメリットとデメリットがすごく真逆でー。あとはもう自分がどっちを求めるかー。

（二〇一四年四月二八日・TS集一一頁三～一七行目）

子どもの頃、Aさんがかつらを「気に食わんかった」理由は、「パーマかけたいなぁとか、編みこみひとつしてもいいよなぁ」といった、髪型でおしゃれを楽しむことができなかったことによる。現在のかつらは彼女の理想に近づいており、安価で質の良いファッション・ウィッグが手に入る現状でも、「自分で選んで」二四万円のかつらを購入している。

A：自分の病気は認めつつも卑屈になったりすることは……いまでもすっごいあるー。

＊：うんうん。

A：これ「かつら」もすっごい気に食わんかった最初は。そもそもないから髪の毛がー（笑）。なんやろー、もっとかわいくなりたいって。もっとかわいくなりたい、もっとかわいくなれたはずやのにーって……そこがすごいあるー。

（二〇一四年四月二八日・TS集一二頁四七～五一行目）

「自分の病気は認めつつも卑屈になったりすることは……いまでもすっごいある」と言いつ

つも、彼女は、「自分の顔と自分の好みの服」に似合う「思い通り」の髪型で、「もっとかわいく」なるために、かつらの着用を続けているのである。

（2）「下着をつけるのと同じ感覚」――Bさんのライフストーリー

Bさん（一九六〇年代生）は現在、会社員として勤務しながら、夫と息子の三人で暮らしている。

Bさんが円形脱毛症を発症したのは、中学一年生の春だった。当時の「記憶は古すぎてない」が、自宅でテレビを見ているときに、彼女の後頭部にできた小さな円形脱毛を見つけた母親が「あれっ？」と言ったことは覚えている。当初は、脱毛部分を覆うように地毛をピンで固定することで隠せていたが、次第にピンの数は増えていった。発症後すぐに病院で治療を受け始め、発症一年後に一度完治したが、一七歳のときに再発した。

かつらの着用を始めたのは、脱毛が「隠しきれない状態」になった高校三年生の終わり頃である。学校に「行きたくないんだけど、行かなきゃみたいな感じの状態になっていた」ときに、母親がどこかからかつらを買ってきてくれた。それ以降Bさんは、基本的にかつらを「外さない生活」を送るようになる。

B：基本、［かつらを］外さない生活をしていたので（笑）。
＊：そう、そうなんですよね！（笑）。
B：そうそう（笑）。まあ寝るとき以外は、家に一人でいるときも［かつらを］外さないで生活していたので。
＊：一人でいてもですか？
B：うんうん。家の中に私一人しかいなくても。
＊：へぇー（笑）。
B：そう、あはは（笑）。だから、あんまりそういうつらさがなかったのね。みんなは温泉に行くのがつらいとか言ってるじゃない？　でもそういうのはなかった。
＊：ないんだ（笑）、あははは、それがふつうだから（笑）。
B：そうそう（笑）、それがふつうなのよ、暑いのもふつうなのよ（笑）。

（二〇一三年八月一〇日・TS集二頁三五〜四五行目）

学校でプールの授業があるときは、母親が連絡帳で「かつらを着用している」と伝え、いつも見学していた。体育の先生には、「保健室で着替えてもいい」、「別に入っても問題ないから入りなさい」と言われていたが、当時の彼女は、一度濡らすとなかなか乾かない人毛のかつらを「濡らしちゃいけない」と思っていた。

Bさんには、小学校から専門学校までずっと一緒の学校に通った仲のよい同性の友だちがいた。彼女たちは、髪が抜けて行く過程を側で見ていて、「理解してくれて」いた。「すごく信頼できる友だち」で、「守ってくれたりとか、盾になってくれたりするわけじゃない」が、「普通に接してくれることによって助けられた」。だが当時は、そのような友だちに対しても、「壁を作ってしまう自分」がいた。

B：高校卒業して専門学校に行ったんですけど、［脱毛は］頭だけだったけど、全頭だったけど、もう全然だめだった、治療しても。そのときは年齢も、まあ一番恋愛したいとかそういう年齢だったので、なんか友だちといるときは、ちょっとこう壁を作ってしまう自分がいるっていうのかな。

＊：あー、壁を作っちゃう。

B：うん……たぶんそうだったんだろうって、いま思うと。

＊：へぇー。

B：当時は何でも話せるし、けんかもするし、すごく信頼できる友だちだったと思うし、いまもその子たちとの交流は続いているんだけれど、でも自分はどこかで壁を作っていたんじゃないのかなっていう。

（二〇一三年八月一〇日・TS集二頁四～一一行目）

友だちとは温泉旅行などにも一緒に行っていたが、彼女たちの前でBさんがかつらを外すことはなかった。当事者のなかには、かつらを着用していては温泉に行けない、かつらを着用したまま温泉に入るのは暑くてつらいという人もいるが、彼女に「そういうつらさ」はなく、「暑いのもふつう」だった。

専門学校卒業後は一般企業に就職し、その後結婚し、出産している。夫には、結婚前に病気でかつらを着用していると話したが、これまで一度もかつらを外した姿を見せたことはない。結婚後は、就寝時もかつらを着用し、外すのは一人で入浴するときだけだった。また、出産時に入院した病院では「一週間ずっとつけっぱなし」で、分娩室でもかつらを着用したままだったが、Bさんはそれが「ふつう」だと思っていた。

それが三一歳のとき、治療情報を求めて入会した当事者の会を通して、家のなかではかつらを外し、帽子やバンダナを使用したり、タオルを巻いて生活している当事者たちと出会い、「え、[かつらを]取ってるの⁉」「そういうもんだったの⁉」と「結構びっくり」した。他の当事者に、家のなかでもかつらを着用していると話すと、「大変じゃない⁉」と「逆にびっくりされた」。その後、実際に家の中ではかつらを外し、タオルやナイトキャップを着用して生活してみると、「すごい楽」だということに気づいた。

さらに、当時小学生だった息子を連れて参加した当事者の女性たちとの宿泊旅行は、それまでかつらを外した姿を見せることはおろか、話すことさえしていなかった息子に、髪がなく、かつらを着用していると話す契機となった。このようにBさんは、当事者の会での活動を通じて、それまでは「それがふつうだと思っていた」ことが、次々と覆されていったのである。

その後、彼女は三四歳のときに治療を受けるのをやめている。引っ越しを機に最寄りの病院が変わり、診療時間の関係で、その病院で治療を受けるには仕事を休まなければならなくなった。そこで治療の継続について医師に相談したところ、「いったん治療をやめるのも選択肢のひとつだよ」と言われた。この話を聞いて彼女は、治療を「やめてもいいんだ」と、気持ちが「ちょっと楽になった」。

また四〇代になるまでは、五〇万円するオーダーメイドのかつらを二年おきに購入しなければばならないことに対して、経済的負担を感じていた。それがいまは、大手かつらメーカーから独立して起業した個人のかつら屋さんで、オーダーメイドのかつらを一五万円で購入することができている。だが支払いをするときは、「はぁーまた使うのか」と「一番落ち込む」。それでも、「一年間美容院にまめに通う」と「考えれば、ちょっとは心が楽」になる。

B：一五万でも高いと思うけど、でも一年間美容院にまめに通うと思えば、そんなに高くないかなって。

＊：そうかぁ、確かにそうだなぁ。

B：ちょっと高級なね、［東京の］青山あたりの美容院に毎月行っていれば（笑）。

＊：あーうんうん。［美容院に］行って、トリートメントとかしていればみたいな（笑）。

B：そうそうそうそう（笑）。そうすれば一回一万なんて軽く取られちゃうから、そうやって考えればね（笑）。

＊：確かに、そうかぁなるほどね。

B：そう。まあね、一回に出る金額が大きいからね。

＊：あーうんうん。一回にぽんってね。

B：そうそう。大変だけど、でもそう考えれば、ちょっとは心が楽かなっていう感じかな。

（二〇一六年二月二日・TS集九頁一五〜二五行目）

現在も継続して当事者の会に参加しているBさんにとって、そこは「病気である自分っていうのを隠さなくていい」「それを気にしなくていい」、リラックスできる場所である。当事者仲間とは、温泉旅行や泊りがけのレジャーにもよく一緒に行っている。そのようなとき、宿泊先の旅館やホテルの部屋では、かつらを外して過ごしている当事者もいるが、Bさんは「私は［かつらを］取ることも［髪がない頭部を］見せることもしない」という。彼女は、「家族に隠してもしょうがないなとは思うんだけど」と付け加えた上で、髪がない頭を家族には「一生見せない」理由を次のように語った。

B：治療もしてないし、たぶんね、治ることはないと思うんですよ。でもたぶん、病気を受け入れてないんだと思う。自分のなかであきらめてる自分はいるし、頭のなかでは受け入れてるつもりなんだけど、すごく深いところでは認めてないんだと思う。認めたくない。だからたぶん見せない。

（二〇一三年八月一〇日・TS集六頁三七〜三九行目）

このようにBさんは、「治療もしてないし」「自分のなかであきらめている自分はいる」が、「病気を」「すごく深いところでは認めていない」と語る。続けて、思春期の頃の話を引き合いに出しながら、彼女は次のように語った。

B：女の子だったらおしゃれも楽しめただろうにっていう年齢のときに、そうではない自分がいたから。特に、わたしなんかの時代は、いまみたいに安いウィッグとかもなかったし、安いものっていったら、パーティーの［仮装用のかつら］とかね（笑）、ああいうのしかないし。

＊：ああ、わかりますわかります（笑）。

B：本当になんていうの、［かつらの］質も良くなってるし、情報もあるし、そんな高いもの買わなくても良くなったし。でもそうではなかったし、おしゃれもできなかったし（中略）やっぱり学生時代も楽しめてなかったのかもしれない。もっと楽しみたかったっていうのもある。おしゃれしたかったとか、恋愛に関してもそうですけど。そういうのも、もうだめだって思っちゃってたから。

（二〇一三年八月一〇日・TS集六頁四一行目〜七頁五行目）

このようにBさんは、「もっと楽しみたかった」「おしゃれしたかった」という原体験があるために、髪がないことを「認めたくない」。そのような彼女は、「下着をつけるのと同じ感覚」でかつらを着用しているのである。

B：たぶん下着をつけるのと同じ感覚かな。
＊：あーうんうん、わかりますわかります、それすごく。
B：だから家の中では素っ裸でいないから。パンツは履くでしょ？　っていう。
＊：うんうん、そうですよね。
B：そんな感覚かな。

（二〇一三年八月一〇日・TS集一六頁三〇〜三四行目）

3　小括――「女らしさ」の主体的実践という意味づけ

前節では事例ごとに、発症以降現在（調査時）に至るまでのプロセスを追ってきた。Aさん、Bさんに共通するのは、前章で確認したパッシングにともなう問題経験（＝後発的問題経験）が「生きづらさ」として語られなかったことである。しかしライフストーリーの検討を通して明らかなように、彼女たちがパッシングにともなう問題をまったく経験してこなかったわけではない。

たとえばAさんは、「隠すようになってからのほうが気にするようになった」といい、中学生のときに特に感じていた「自己否定感」を語っていた。学校ではいじめもなく、仲の良い友だちもいて、「楽しいっちゃ楽しかった」が、当時は「自分には髪の毛がない」こと、そしてそれが「笑いの対象」となることを「ものすごく強調して感じて」いた。

また、高校生になると「女子としての自己肯定感」が低くなっていた。髪がない自分は「かわいくない」、「だから全然誰からも好かれない」と思い、「自分のことがすごくきらい」だった。当時着用していたかつらが、自分の思い通りの髪型にならないことに対しても、日常的に「すごくイライラ」していた。さらに、かつらを着用していることが「ネック」となって、志望していた仕事への就職をあきらめざるを得なかった。

それが、やりがいのある仕事や、異性との交際経験を通して次第に自分に自信がつき、自己肯定感が向上していった。また、以前使っていたかつらよりも品質の良いかつらをより安く入手できるようになったことで、自分の理想に近い髪型で、おしゃれを楽しめるようになっていた。

対してBさんは、Aさんの語り方とはやや異なる。というのもBさんは、当事者の会に入会する三一歳まで、「基本的に［かつらを］外さない生活」をしており、常にかつらを着用しているのが「ふつう」だったからである。それでも高校生のときは、一度濡らすとなかなか乾かない人毛のかつらを「濡らしちゃいけない」と思い、プールの授業に参加することができなかった。また当時は、「すごく信頼できる友だち」に対しても、「壁を作ってしまう自分」がいた。

それが入会後、家のなかではかつらを外して生活している当事者たちとの出会いを通して、かつらを外すと「すごい楽」だということに気づいた。それまでは「ふつう」だと思っていたことが、実は「大変」だったのだと、Bさんは逆に認識することができるようになったのである。また、彼女にとって当事者の会への参加は、髪がなく、かつらを着用していることを息子に話す契機にもなっていた。

現在（調査時）も、かつらの着用によって「暑さ」や「蒸れ」、「窮屈さ」という身体的苦痛や、かつらの購入費用にともなう経済的負担を感じることはある。それでも、彼女たちはそれらを「生きづらさ」とは語らなかった。それは、彼女たちがパッシングを、「病気」というスティグマの隠蔽（＝「カツラ」）としてではなく、女性なら誰しもが行う身だしなみやおしゃれ（＝「ウィッグ」）と意味づけているからである。つまり彼女たちは、「まだ暴露されていないが

〔暴露されれば〕信頼を失うことになる自己についての情報の管理／操作」（Goffman 1963=2001: 81）としてではなく、むしろ、「社会生活を織り成すさまざまな条件のなかで生ずるやもしれない露見や破滅の危険に備えながら、自分が選択した性別で生きていく権利を達成し、それを確保していく作業」（Garfinkel 1967=1987: 246）として、かつらを着用しているのである。

ここで注目したいのは、いずれの女性も当初から、後者の意味づけでかつらを着用していたわけではないことである。事例の検討から、パッシングの意味づけが「カツラ」から「ウィッグ」へと変化した契機には、治療の放棄が大きく関わっていたといえるだろう。つまり、治療によって「なんとか髪を生やしたい」と思っていた当時の彼女たちにとってかつらの着用は「（passedと表現できるような）一回完結型のエピソード的パッシング」（樫田 1991: 78）であったのに対し、治療を放棄したあとのそれはまさに、「（passingと表現できるような）継続的なもの」（樫田 1991: 78）へと変化したのである。

したがって彼女たちにとって、かつらの着用というパッシングは、必ずしも「息を殺して生きる」（石井 2001: 120）ことにはつながっていない。それはむしろ、身だしなみやおしゃれに配慮しながら、「女らしく」生きる実践なのである（表2-1）。

このように「ウィッグ生活」という対処戦略は、治療をやめ、身だしなみやおしゃれに配慮

表 2-1　パッシングの意味づけの違い

「カツラ」	「ウィッグ」
・ゴフマン流の印象操作 ・一回完結型のエピソード的なもの（Passed） ・病人がする特別なこと ≒スティグマの対象 ↓ 「生きづらさ」大	・ガーフィンケル流の通過作業 ・継続的なもの（Passing） ・「ふつうの女性」がするおしゃれや身だしなみ ≒スティグマの対象ではない ↓ 「生きづらさ」小

する「女らしさ」の主体的実践として自分好みの髪型のかつらを使いながら生活することで、パッシングにともなう「生きづらさ」を軽減／解消させる方法である。

西倉によれば、顔にあざのある女性たちは「美しい／美しくない」という文脈ではなく、「ふつう／ふつうではない」という文脈で生きづらさを語っていたという（西倉 2009）。一方、「ウィッグ生活」を対処戦略とする髪をもたない女性たちは、「ふつう／ふつうではない」という文脈をむしろ回避し、「かわいい／かわいくない」「女らしい／女らしくない」という文脈で「生きづらさ」を語っていた。

この違いは、「ウィッグ生活」を採用する当事者の女性たちが、髪がないことを「治さなくていいもの（≠損傷：impairment）」と捉えていることによるだろう。つまり「ウィッグ生活」は、パッシングによって生じる問題経験を「病気」や「障害」という社会問題として承認されやすい文脈ではなく、多くの女性たちが日常的に感じている「身だしなみやおしゃれの面倒さ」という文脈に位置づけることによって、「生きづらさ」を軽減／解消しうるのである。

この「ウィッグ生活」という対処戦略は、当事者コミュニティの「モデル・ストーリー」（桜井 2012: 36）となっている。「カツラ」ではなく「ウィッグ」と意味づけることで「生きづらさ」を軽減／解消させる方法が支持される背景には、先述のように、治療困難な状況があり、医療現場においても「ウィッグ」の使用が推奨されていることがあるだろう（坪井ほか 2017; 中島・中山 2002; 野中 2018）。

しかし本書では、「ウィッグ生活」が、女性にとって髪は重要であり、さらに女性は身だしなみやおしゃれに配慮することが「よいこと」と価値づけられる全体社会の支配的言説（支配的文化）、すなわち「マスター・ナラティブ（ドミナント・ストーリー）」（桜井 2002: 36）と親和的であるがゆえに、当事者コミュニティ内において特権的な地位を占める戦略として機能しうる点に注目して、以下の議論を進めていくことにしたい。[4]

なぜならこの点をふまえると、次章から各章ごとに検討する三人の女性たちがそれぞれ採用している対処戦略は、一見すると、特異な方法のようにみえるからである。彼女たちは、当事者の会の会長や副会長として、当事者の抱える「生きづらさ」は個人的問題ではなく社会問題であると「声」をあげ、当事者運動を牽引してきた女性たちである。この点だけに注目すると、彼女たちの対処戦略が特異的なのは、会長や副会長という肩書きが正当性を与えていると解釈できるかもしれない。

しかしながら、当事者運動に携わるアクティヴィストとしての属性だけでは、彼女たちの事例を十分に解釈したとは言えないだろう。追って詳述するように、啓発活動に携わった経験をもつ一方、彼女たちはつねに運動しているわけではなく、それぞれの日常は非運動的なのである。以下ではこの点に注目しながら、彼女たちのライフストーリーを検討することを通して、それぞれの対処戦略がいかに機能しうるのかを明らかにしたい。

■註

1　二〇一四年一二月六日に開催された当事者の会主催の交流会に参加した際、フィールドノートに書き留めた当事者の女性たちの語りを引用抜粋した。

2　詳しくは、補論1・補論2を参照されたい。

3　Aさん、Bさんに対して行った個別インタビューの詳細は、以下の通りである。Aさんへのインタビューは、二〇一四年四月二八日に飲食店で行った。所要時間は三時間半だった。Bさんへのインタビューは、二〇一三年八月一〇日と二〇一六年二月二日に飲食店で行った。所要時間は、一回目は一時間半、二回目は二時間半だった。いずれのインタビューも、本人の許可を得てＩＣレコーダーに録音し、後日文字に起こした。以下本文中、トランスクリプトからの引用におけるアスタリスク（＊）は調査者の発話を示している。そのほか、二重斜線（//）は発話の重複、ブラケット（［ ］）は内容の補足、二倍リーダー（……）は短い沈黙や間を示している。また本章では、調査協力者の匿名希望を尊重して、匿名性を維持し、プライバシーを守るために、氏名はアルファベットで表記し、語りに登場した固有名詞も任意の記号に置き換えている。なお本章から第5章において、インタビュー・データを引用抜粋する際は、その都度、（インタビュー実施年月日・ＴＳ集○頁○～○行目）と表記する。

4

近年、主に医学、心理学の領域では、抗がん剤治療によって脱毛した女性たちの「アピアランスケア」に関する研究が蓄積されつつある（国立がん研究センター研究開発費がん患者の外見支援に関するガイドラインの構築に向けた研究班編 2016; 野澤・藤間編 2017; 鈴木編 2015; 分田 2018）。アピアランスケアとは、「医学的・整容的・心理社会的支援を用いて、外見の変化を補完し、外見の変化に起因するがん患者の苦痛を軽減するケア」（野澤・藤間編 2017: 2）を指す。管見の限りではあるが、それらの研究においても、「脱毛は、女性らしさや自分らしさが損なわれたという自尊心の低下につながり、アイデンティティの危機に直面しやすい」（鈴木 2015: 15）ことが指摘され、「日常的なＱＯＬを改善させる方法」（野澤・藤間編 2017: 48）として、かつらの着用やカムフラージュメイクを活用することが推奨されている。

第3章

「このゆびとまれ」という対処戦略

1　分析の対象

本章で事例の検討を行うCさん（一九六〇年代生）は現在、地方都市で息子とともに暮らしている。彼女は一九九〇年代中頃に「このゆびとまれ」と声をあげ、当事者の会を立ち上げ、初代会長を務めた女性である。会長当時は「実名・顔出し」でメディア取材にも応じていたが、二代目会長への引継ぎが完了した二〇〇〇年以降は会の活動から離れており、現在は会員でもない。Cさんとは、次章で事例の検討を行う四代目現会長を介して知り合い、調査協力の同意を得たという経緯がある。

このように現在のCさんは運動体から離れているのだが、聞き取り場面で彼女は、「当事者がより暮らしやすい社会になってほしい」と強調し、啓発を目的に当事者の一人として「新聞とかに出るのも全然かまわない」と語った。その条件として、「名前を出さないのであれば」と彼女が匿名を希望するのは、ともに暮らす「子どものため」である。特に彼女の苗字は、「数件しか残っていない」「すごく珍しい漢字」であるため個人が特定されやすく、彼女はそのことで子どもが差別されることを懸念していた。実際、学校でいじめにあうなど、親の病気や障害が理由で子どもが社会的排除の対象になりうることもある（外川 2011）。Cさんは、私からの調査依頼の申し出に対し快諾の返事をくれ、およそ五時間に及んだ聞き取り場面では、当事者としての私自身の経験にも耳を傾け共感を示しながら、これまでの経験を丁寧に語ってくれた。[1]

次節では、聞き取りデータのほか、Cさんが創刊し、初代会長就任期間中は彼女自身が編集し、自宅より発送していた会報『このゆびとまれ』に彼女が執筆した文章（一九九六年一二月〔創刊号〕～一九九九年一一月〔第一三号〕）、ならびに、会長として彼女が応じていたメディア取材記事（新聞・雑誌記事、テレビ録画資料）も参照しながら再構成した彼女のライフストーリーを検討したい。[2] その際、どの資料に基づく記述かは適宜明示する。

2　事例の検討――Cさんのライフストーリー

(1) 発症当時

Cさんが円形脱毛症を発症したのは、四歳のときだった。フィールドワークの経験をふまえると、幼少に発症した当事者の多くは、発症当時を「ほとんど覚えていない」と語るのだが、インタビュー場面でCさんは、「私、覚えているんですよね」と、以下四つのエピソードを続けて語った。第一のエピソードは、父親と入浴中の「記憶」である。

＊：［発症したのは］小さい頃ですよね？

C：はい、四歳です。

＊：うんうん。じゃあもう気づいたら［髪が］なかったっていう感じですか？

C：いや、私、覚えているんですよね。［発症したのは］四歳のときなんですけど、（中略）私が記憶してるのは、お風呂に父親と入っていて、お風呂場で髪を洗ってもらいますよね。もう私五〇過ぎてるので、昔なのでシャワーもないし。洗面器が真っ黒だったんですよ。昔なので金属の洗面器なんですけど、その表面が真っ黒になっていて。私、息をのんでしまって。四歳なんですけど、え、それ全部抜けたの？　と思ったんですね。（中略）それを見て、えーそれ全部私の髪？　抜けたの？　って言いたいんだけども、言葉にすると父がかわいそうって、なんか思ってしまったんですよね。言わなくたってわかってるっていう（笑）。で、私もずっとその洗面器を見つめていたんですよ。その視線に父が気づいて、父がそれを、もう流せないので、自分［父親］が座っている後ろにこう［洗面器を］隠したんですよね。で、それを見て、やっぱり言ったらかわいそうだなって、なんか思ってしまって。それが［残っている］記憶ですね。

（二〇一六年九月七日・TS集三頁九行目〜四頁二四行目）

発症当時、「お風呂に父親と入ってい」た彼女は、「髪を洗ってもら」ったあと、「金属の洗面器」「の表面が真っ黒になってい」ることに気づき、「息をのんでしまっ」た。「えーそれ全部私の髪？　抜けたの？　って言いたいんだけども」「言葉にすると父がかわいそうってなんか思ってしま」い、「ずっとその洗面器を見つめていた」。すると彼女の「その視線」に気づいた父親は、「自分［父親］が座っている後ろにこう［洗面器を］隠した」。それを見た彼女は、「やっぱり言ったらかわいそうだなって、なんか思ってしま」い、自分の髪が抜けたことについて話すことができなかった。

第二のエピソードは、「みんなでプールに行こうっていう話」である。

C：それでちょうどそれ［第一のエピソード］がたぶん七月とか、それくらいだったと思うんですよ。で、ちょうど抜けかけているときに、みんなでプールに行こうっていう話になって。で、プールに行って。で、母は帽子をかぶりなさいってすごい言っていたんですけど、私、どうしてもいやで、いやだいやだって言って。もうほんとまだらになってる、わずかに残っている髪の毛が濡れて、タオルで拭いてる写真があります。

＊：あー写真があるんですか。

C：うん、それでそのときのことを覚えてますね。

＊：へぇー。なんか、なんで［帽子をかぶるのが］いやだったんだろうって思いますか？

C：たぶん隠すっていうことがいやだったんじゃないかな。

＊：あー隠すっていうことが。

C：うん、おそらく。隠すようなことじゃないみたいな。こう小さな反抗というか、そういう感じかなぁって。

（二〇一六年九月七日・TS集四頁二五行目～五頁一〇行目）

この後に引用する語りの先取りになるが、Cさんは「小学校に入るまで、ずっと家にいて」「幼稚園にも行かなかった」。だが「友だちには恵まれ」、「近所に友だちはいた」。外出するときには必ず帽子をかぶっていたが、髪がないことについて「友だちから言われたっていうことはなかった」。そのような友人たちと「みんなでプールに行こうっていう話になっ」たとき、「母は帽子をかぶりなさいってすごい言っていた」が、「隠すっていうことがいやだった」「隠すようなことじゃない」と思った彼女は、「どうしてもいやで、いやだいやだ」といい、帽子をかぶらずにプールに入った。「まだらになってる、わずかに残っている髪の毛が濡れて、タオルで拭いてる写真があり」、「そのときのことを覚えて」いる。

第三のエピソードは、近所の「主婦のおばちゃんたち」による「日曜大工」である。

C：私、幼稚園にも行かなかったんですよね。小学校に入るまで、ずっと家にいて。で、小さな家がいっぱいまとまって住んでるような、社宅みたいな感じだったんですよ。で、そこの人たちが、こんなんじゃやね、外に出るのに大変だろうからって。そこに広ーい庭があったんで、近くに同じくらいの年の子もたくさんいたので、そこで気にしないで遊べるようにって。○

○［地名］の、ほんとに線路際だったんですよ。で、線路のほうや道から見えると、やっぱりみんな気になるだろうからって言って。昔だから板塀ですよね。そこの板塀の隙間を全部その、主婦のおばちゃんたちが日曜大工でこう、ふさいでくれたんですよね。それが私にはこう、福祉っていう気持ちの原点かなぁって。

＊：あー福祉。ふーん。

C：それはやっぱりこう、守る。

＊：あー守る。

C：うん。この子をみんなで守る、っていうような気持ちを感じたんですよね。私のために、こんなことをみんながしてくれていると思いました。

＊：うんうんそうかそうか、なるほどー。あ、じゃあそれ［近所の主婦たちによる日曜大工］は、たとえば、お父さんがお風呂場で真っ黒くなった洗面器を隠すっていうのとか、お母さんが帽子をかぶって行きなさいっていうのに対して、いやだっていうのとはまたちょっと違う感覚ですか？

C：あ、それは違いますね。

＊：あーそうですか。

C：うん、違うでしょうね。こうなってしまった私のためにしてくれる、その、他人ですよね、近所の人たちは。

（二〇一六年九月七日・TS集五頁一二行目～六頁四行目）

発症当時のCさんは、都心近くの「小さな家がいっぱいまとまって住んでいるような、社宅みたいな」ところに住んでいた。そこには「広ーい庭があ」り、近所には「同じくらいの年の子もたくさんいた」。だがそこは、「線路際」で人目につきやすいところだった。近所の「主婦のおばちゃんたち」は、「線路のほうや道から見えると、やっぱりみんな気になるだろうから」と、髪をもたないCさんが「気にしないで遊べるように」、「日曜大工で」「板塀の隙間を全部」「ふさいでくれた」。それに対して彼女は、「私のために、みんながこんなことをしてくれている」「この子をみんなで守るっていうような気持ちを感じた」。

第四のエピソードは、「すごくいや」だった発症当時の経験である。

＊：そうか、そうすると、幼稚園とか保育園とかは行かずに、小学校に入学するまではずっとお家にいて。で、周りの環境も、みなさんご近所の方も理解があってというか、守ってくれるような感じで、そうかそうか。

C：で、もちろん外に友だちはいたんですけど、帽子をかぶって遊びに行ってるから、別にそんなに言われたり。友だちから言われたことはなかった。ただ親しくないのに、近所のちょっと外にいるような人からはやっぱり言われましたね。

＊：あー。それはどんなふうに言われるんですか？

C：……「どうして髪がないの？」って。

＊：ああ、そうか。

C：ストレートでしたね。

＊：ああ、なんでって。

C：「ハゲ」とかっていじめられるっていうよりも、「どうして髪がないの？」って。「髪がないから帽子をかぶってるんだよね？　なんで髪がないの？」って。でもなんか答えられなくて。わかんないんですよね、自分でも、どうしてないのかって、うふふふ（笑）。答えがなくて、でも言われるのはすごくいやで。結局そういうことを言わない人とつき合っていくっていう感じですね。そんな感じだったような気がしますね。

（二〇一六年九月七日・TS集六頁二一行目～七頁一一行目）

発症当時、髪がないことについて、「友だちから言われたことはなかった」が、「親しくない」「近所のちょっと外にいるような人からは」「どうして髪がないの?」と「やっぱり言われ」た。「『ハゲ』とかっていじめられるっていうよりも、『どうして髪がないの?』」「『髪がないから帽子かぶってるんだよね? なんで髪がないの?』」と「ストレート」に聞かれることが「すごくいや」だった。

Cさんが「覚えている」というこれら四つのエピソードは共通して、発症当時、髪が抜けつつある彼女に対し、他者がどう行為し、それに対して彼女自身がどう感じたかが語られている。注目したいのは、他者の行為に対するCさんの感じ方が、それぞれ異なることである。それは、発症当時の彼女が、「どうして［髪が］ないのか」「自分でもわか」らず、髪がないことそれ自体を「問題」とは認識していなかったことによる。

脱毛症の女性の経験に関する海外の先行研究のうち、彼女たちの語りをアーサー・フランクの「病いの語り」(Frank 1995=2002) とエリク・エリクソンのアイデンティティ論 (Erikson 1968=2017) の視点から分析したRiley (2009) は、発症当時をめぐる語りのなかでも、とりわけ髪を失ったことに対する認識の仕方とその経験の語られ方は発症年齢によって大きく異なり、アイデンティティが確立される段階より前に発症した場合は、「女性としてのアイデンティティ喪失をめぐる語り」がほとんど語られない特徴があると指摘している（Riley 2009）。この知見に即してみると、幼少に発症したCさんの場合も、髪をもたない身体状態で女性としてのアイデンティティを確立しており、したがって発症当時の彼女は、髪がないことを自然なこととして認識していたといえるだろう。

その一方、インタビューで彼女は、当時、髪がないことを「そんなに深刻に思って」おらず、「なんとかなるさぐらいの気持ちでいた」理由について、「私にとってはすごいプラスだった」という経験とともに次のように語った。

C：たまたまその住んでいた社宅のなかに、小児まひの方とか、脳性まひの方がいらしたんですよ。それは私にとってはすごいプラスだったなって。そういう方と身近に接することがあったので、別にそんなに自分自身が大変っていうか、まあいやだけど、なんとかなるさぐらいの気持ちでいたんですよね。

＊：ああ、そうかそうか。まひだと、機能障害がある方たちですよね。

C：うんうん、そうですね。

＊：まあ言っちゃえば、髪がないっていうか、髪が抜けただけだしって。

C：はい、はい。うん、それにどうせそのうち［髪は］生えるだろうぐらいに思っているので（笑）。
＊：うんうん（笑）。
C：そんな深刻に思ってなかった（笑）。
＊：そうかそうか。そうなんですよね、発症したばかりの頃って。
C：ね、まさかこんなに長く続くとは思っていないというか（笑）。

（二〇一六年九月七日・TS集六頁六行目〜二〇行目）

当時Cさんが「住んでいた社宅のなかに」は、「小児まひ」や「脳性まひの方」が住んでおり、彼女は「そういう方と身近に接することがあったので」、「そんなに自分自身が大変」とは思わず、「まあいやだけど、なんとかなるさぐらいの気持ちでいた」。

つまり発症当時のCさんは、身体機能上の障害とともに生きる人びとと身近に接する機会があり、彼／彼女たちが日常生活を送るうえで遭遇しうる問題経験との比較の文脈で、髪がないことにともなう問題経験を「そんなに深刻に思っていなかった」。また当時のCさんは、「まさかこんなに長く続くとは思って」おらず、「どうせそのうち生えるだろうぐらいに思っていい」たのである。

（2）治療とかつらの着用

Cさんは発症後すぐに、母親に連れられ皮膚科を受診し、継続して治療を受けていたが効果を得ることはできず、中学二年生頃に治療をやめている。その理由について、彼女は次のように語った。

＊：治療はされていたんですか？

C：小さい頃はしていました。中学校の途中までは行ってました、皮膚科に。その……かつらを取って、先生たちは［髪をもたない頭部を］もちろん診るじゃないですか。［私自身の経験と］やっぱり同じで（笑）。学生を集めて、学生の前で［医師がCさんを診察する様子を］見せたことがあって、それにやっぱり母が怒って（笑）。

＊：うふふふ（笑）、同じですね（笑）。

C：それは東京の病院だったんですけど、やっぱり［母親が］怒って。それでもう私も見られるのがいやって言って。こっち［現在Cさんが暮らす地方都市］に来てからも、○○大学病院へ行ったような気はするんですけど、やっぱりなかなか治らないし、（中略）やっぱり見られるのがもう。

＊：そうかそうか。

C：それで皮膚科に行かなくなったんじゃないかな……と思います。

＊：うんうん、なるほど。

C：中学二年生とか、それくらいだったと思いますね、うん。これを抱えて一生、生きていくことになるっていう考え方は、まだそのときはなくて、その、いつか治ると思っていましたね。なんかそういう甘い、甘いというか（笑）、治療もしないくせにじゃないけど、なんかそんな気持ちでいて。ただなんかこう夢をみるような感じですよね。何もしないけど、なんかそんな気持ちでいました。

（二〇一六年九月七日・TS集一九頁二〇行目〜二〇頁一二行目）

診療場面では、医師の前でかつらを外して頭部をみせるが、「学生の前で［医師がCさんを診察する様子を］見せたこと」に「母が怒」り、Cさん自身も「見られるのがいや」で、「皮膚科に行かなくなった」。当時は、「これを抱えて一生、生きていくことになるっていう考え方は」「まだそのときはなく」、「いつか治ると思ってい」た。

治療の効果が得られなかったために、Cさんは小学校への入学を機にかつらの着用を始めた。最初のかつらは、母親とともにデパートへ買いに行った。

＊：いつ頃からかつらをかぶりはじめたんですか？

C：小学校入学です。

＊：入学か、ああ。

C：うん。やっぱりそういう目線［第四のエピソードにおける他者の視線］があったので、「どうする？」って親は聞いたって。私、そこは覚えていないんですけれど、「なら［かつらを］かぶる？」って言って。で、デパートに買いに行きましたね。○○［デパートの名前］に。（中略）［かつらを］かぶってみたら……なんかすごく重くて、暑くて、いやだ！っていう感じでしたけど……しょうがないよねぇ、みたいな（笑）。

＊：うんうんうん（笑）。それをかぶって……要は、既製品［のかつら］ですよね？

C：あ、もちろんもちろん、既製品です。

＊：おかっぱみたいな感じですか？

C：うん。

＊：学校には［かつらの着用について］伝えていたんですか？

C：たぶん母が、担任の先生とかには話していたと思います。（中略）なんですけど……学校に行くにあたって、絶対に人の前でかつらを取っちゃいけないって言われて。

＊：誰からですか？

C：母から。

＊：お母さんから、うんうん。

C：どういうの見せてって言われても、見せちゃいけないよって言われたんですよね。それで私が、なんでそんなこと言うんだろうって思ったけど、まあ言わなきゃわかんないかなぁと思いながら（笑）。

＊：まあ確かにそうですね（笑）。

C：うん、うふふふ（笑）。考えもしなかったことを、なにもないうちに言われた。そこがちょっとびっくりして。ああそういうものなのかなって思ったんですね。学校に行ったら、（中略）女の子たち三人くらいが追いかけて、「あなたかつらなんでしょ？　取って見せてよ」って。そう言われて、わぁーって追いかけられたんですよね。ちょうどそこに先生がいたから、えぇ？　先生助けてよーって思ったんですけど、先生は遊んでいると思ったらしくて、何も言わなかったんですよ。で、だめだって思って、でもなんとかそれを乗り切っ……たんですよね。それでそのときに、母が言っていたことはこういうことだったのかって。ということは、自分にもしかしたらこういうことが起こるかもしれないって思ってたんだなぁって……［小学一年生のときに思いましたね。（二〇一六年九月七日・TS集七頁一二行目～一〇頁六行目）

はじめて購入した「既製品」のかつらは、「すごく重くて、暑くて、いやだ！」と感じたが、「しょうがないよねぇ」と思い、Cさんはかつらを着用して小学校に通い始める。母親からは、「絶対に人の前でかつらを取っちゃいけない」「どういうの見せてって言われても、見せちゃいけないよって言われた」が、当時の彼女はその意味がわからず、「なんでそんなこと言うんだろうと思」い、「考えもしなかったことを、なにもないうちに言われ」「ちょっとびっくりした。かつらを着用していることは、「言わなきゃわかんないかぁと思」っていたが、学校では「あなたかつらなんでしょ？　取って見せてよ」と「追いかけ」られた。「母が言っていたことはこういうことだったのか」「自分にもしかしたらこういうことが起こるかもしれないって思ってたんだなぁ」と、彼女はこのような経験を通して、かつらの着用は、他者から過剰に意味づけられるものであることを学習していた。

Cさんは小学二年生のとき、引っ越しにともない転校したのだが、かつらの着用については母親が担任の教師に伝え、「いじめられないように配慮をお願いします」と頼んでいた。だが教師は、Cさんがいないときに「クラスのみんなにしゃべってしまった」。以降彼女は、同じ学校の子どもたちから、「かつらなんでしょ」「かつらなんでしょ」と「わざわざ言いに」こられるようになる。

C：その［担任の］先生が……あとからわかったことだったんですけど、引っ越したその日は、私は挨拶だけして［学校から家に］帰ったんですよね。その私が帰ったあとに、クラスのみんなに先生がしゃべってしまったらしくて。

＊：あー。

C：で、母は［クラスメイトに］言わないでくださいっていうことを［担任の先生に］言って、まあ当然［小学］二年生とかだと理解できないですもんね。で、その次の日から、「かつらなんでしょ」「かつらなんでしょ」って。（中略）そういうことをわざわざ言いにくるわけですよ。

＊：えーやだ、めんどくさい（笑）。

C：でしょう？ なんでそんなことになってるのって、こっちはもうクエスチョンマークだらけで。母と二人で目を見合わせている状態で。で、「なんでそんなことを言うの？」って母が聞いたら、「だって先生が言ってたもん」って。（中略）……たぶん先生は抱えきれなかったんじゃないかって。いじめられないように配慮をお願いしますって言って、たぶんその責任を子どもたちに転嫁しちゃったっていうか。もう私はちゃんと話したんだから、あなたたちが［Cさんに］言うかどうかよみたいな。いや、小学二年生でそれは無理（笑）。（中略）小学三年生からは違う先生になったんですけど、でももうみんな知ってるんで。そういう話はクラスが違っても、うわーって広がる。「今度来た転入生さ、かつらしいよー」って、うふふふ（笑）。そんな恰好な話題はないじゃないですか（笑）。（中略）それなりに楽しく過ごした時期もあったんだけど、なんかサイクルが。いやなことばっかり言われていじめになっていく時期と、そう言われた人と仲良く遊べる時期とがありましたね。そういう時期が、中学二年生まで続いて。（二〇一六年九月七日・TS集一一頁一七行目〜一三頁一〇行目）

「今度来た転入生さ、かつららしいよー」という「恰好な話題は」「うわーって広が」り、「クラスが違っても」「みんな知って」いた。「いやなことばっかり言われていじめになっていく時期と、そう言われた人と仲良く遊べる時期」の「サイクル」は、「中学二年生まで続い」た。

とりわけ学校生活についての聞き取りでは、私自身の当事者としての経験も多く語っていたのだが、Cさんは「私も似たような経験をしているのでよくわかります」と共感を示しながら、「小学五年生」のときに「自殺しようと思った」理由を次のように語った。

＊：小学校の先生は、［かつらを着用していることを］みんなに相談してみたらって言ってくれたんだけれども、私は［母親から］絶対に言っちゃいけないって言われているから、だから無理だっていう話をして。結局、ずっと隠し続けてきたんですよね。本当に、［調査を始めた］二〇一二年までは誰にも言わないで。

C：東子［私の親友の名前］ちゃんにも？

＊：うん、言わなかったです。言わなくてもなんとか自分でできるから。彼女に言ったところで心配かけちゃうかなと思って。だから別に大丈夫って。もちろん昔のかつらは性能が悪いからすぐにばれちゃうし、吉村さん変だなって、きっと思われてたと思う。体育の授業で［かつらが］外れちゃったときもあったし（笑）。マット運動で、でんぐりがえしをしたときに外れちゃって、あははは（笑）。いまはこうやって笑って話せますけど、そのときは泣いちゃって。

C：うんうん、私も似たような経験をしているのでよくわかります。
＊：ああ、そうですか。
C：でんぐりがえしは、なり［かつらが外れ］ますよねぇ。
＊：うんうん。それで体育の成績はいつも悪くて。逆上がりはできないって言ってるのに（笑）。
C：うんうんうん。
＊：逆上がりしろっていうし（笑）。「なんでできないの？　できないのはおかしいんじゃないの？」って言われるんですよね（笑）。でもなんでできないのか、それが説明できない。そういうことを、今日こういうことがあってつらかったっていうことを家族に話していればよかったんですけれど、うまく言語化できなくて。家族にはあたっちゃうというか、距離を置いちゃうっていうのが私のやり方でした。
C：うんうん、そうならざるを得なかったというか、私もそうだったんですよね。言っても心配かけるし、母も泣くし、いじめられたこともちろんあったし、やっぱり自殺しようと思ったのが小学校五年だったんです。
＊：あーうんうん。
C：で、みんな［家族］が出かけたときに、家で一人で留守番ってなるとチャンスだと思って。

お台所に行って、包丁を取って、手首に当てて。でも、［包丁を］引けないんですよね。いわゆるリストカットっていうのもできなくて。［包丁を］当ててみるんだけど……なんかいろんなことを……死んだら親が悲しむとか、でもこんな子はいないほうがいいじゃないかとも思うし、でもやっぱり学校は行きたくない、でも怖くて死ねない。結局は死ねてないので（笑）、それくらいじゃね（笑）。いまになって思い返せばですけど……一番やっぱりどうにもならなくなったときっていうのは、親とか、先生とかに、こんなにつらいんだっていうことをさんざん、私としては精いっぱい言ってるんだけど、わかってもらえなかったことなんです。

＊：あ、そうそうそう。そうなんです。

C：ね！ ね！ うふふふ（笑）。そういうときが、自分ではどうにもならないSOSなんだけど、それをわかってもらえないと、もうもうもう、もういいって、もうそういう感じでしたね。だからかつらを使うっていうことも、すごくきらいでしたね。

（二〇一六年九月七日・TS集一四頁二八行目～一六頁九行目）

第1章で確認したように、髪をもたない女性たちの「生きづらさ」とは、髪がないことそれ自体ではなく、後発的問題経験に個人的対処を迫られる状況で生じている。当時、治療と併用してかつらを着用する「カツラ生活」を対処戦略としていたCさんは、治療とかつらの着用にともなう問題経験に個人的対処を迫られるつらさや困難を、「自分ではどうにもならないSOS」として身近な他者に伝えていた。だが、「親とか先生とかに、こんなにつらいんだっていうことをさんざん、私としては精いっぱい言ってるんだけど、わかってもらえなかった」。

また、「かつらを買いに行くことそのものがいや」だった「思春期の頃」の彼女は、母親に対して、次のようにも「反抗して」いた。

C：私は、かつらを買いに行くことそのものがいやで。
＊：ああ、えっと、デパートとかで。
C：そう、他の人に見られたり。また母が人に見られることをとてもきらう人だったんですよね。で、デパートの、いまみたいにちゃんと個室とか、プライバシーを守るとかはなかったので、デパートだし。で、そこの売り場に入るときに、知っている人が周りにいないかとか、「母親が」きょろきょろするわけですよね。もうそのほうが挙動不審だって（笑）。
＊：あははは（笑）、そっちのほうが変だからって（笑）。

C：そうそう（笑）、［挙動不審って］いうくらい、でも一生懸命、［母親は］隠そう隠そうとして。いま行きなさいっていう。（中略）母とかつらを買いにデパートに行くっていうことがいやで、母に［デパートでかつらを］買ってきてって言って、買って持って帰ってきてもらって、［自宅でかつらを］つけて、気に入らないから［母親にデパートでかつらを］替えてきてって（笑）思春期のときは、それくらい反抗しててですね（笑）。

＊：はぁー。

C：こんなの使えないから［かつらを］替えてきてって、［母親が］替えてきてくれる。母が困った顔をして［デパートに］行く。別にそれをいいと思っているわけじゃないんだけど、やってられない。自分のことだけど、やってられない、みたいな。なんで私、こんな生活しなきゃいけないの的な気持ちでいました。で、［母親にデパートに］行ってもらって、［かつらを］替えてきてもらって、っていうのを繰り返していたときに、ふとね、こう、それはいじわるをしてやろうと思っているわけでもないので、あー私、いつまでこれができる？って思って……。

＊：うんうん。

C：で……いずれは、自分で［かつらを］買いに行かなければならなくなる。それこそ母がついてくることもなくなる。それなのに、自分で［かつらを］買いに行くことができなかったらどうするの？　ってちょっと思って、で……自立しなきゃって思ったんですよね。いつまでも家にいると私はだめになる。（中略）私はとにかく、一人で生きていけるようにならないとだめだって思って。で、親から離れよう、東京に出ようと思ったんです（中略）だから自立する。一人でかつらを買いに行く。買いに行くけど、お金を稼がなきゃ［かつらを］買えないから。このまま治らなかったらどうするの、それでも生きていかなきゃいけないから。（中略）だからそのあと就職しないとか、そのときそんな言葉はなかったけど、ひきこもってしまうっていうのは選択肢になかった。

＊：なかった、へぇー。

C：なんとかして社会に出て行かなきゃいけないんだって。で、その頃には、治らないんだろうなっていう気持ちが、半々でしたけどね。もしかしたらこのままかもしれないって。

＊：へぇー。それでもどうしても治したいっていう方もいらっしゃるじゃないですか。一〇〇〇万かけても、二〇〇〇万かけても治療で治したいみたいな。そういうふうな気持ちにもならなかったんですか？

C：ならなかった。そんなにお金ないってわかっていたし（笑）。生活に困るわけではなかったけど、裕福な家庭ではなかったので。姉もいるし、姉も私立の大学に行ってるし、私も私立の大学に行かせてもらうのに。自分で外に出るって決めて。東京の私立の大学に行くって、まだそんなにいなかったので。

＊：そうかそうか。

C：お金の迷惑はできるだけかけないように努力します、だから、［東京に］行かせてくださいみたいな感じだったので。はなから親のお金を頼ろうとかっていう気はなかったですね。わりと、うちは教育にはお金をかけてくれる家だったので。父も母も戦前の人間ですし、［大学に］行きたくても行けない、母なんて特に。大学なんて女の子は、っていうくらいの時代だったし。物がない、お金がない時代だったので。勉強したいんだったら、それはなんとかしてあげるから、しときなさいって言ってくれて……うん……それで、じゃあ悪いけど、東京行く、みたいな（笑）。なにもそこまで行かなくても、みたいな（笑）。

＊：うんうん（笑）。

C：でもどうしても私は、家を離れなきゃいけない理由があるって。言わなかったですけどね、言わなかったけど、親にはいろんな理由をつけて言いましたけど、本当は自活できるためにはっ、ていう思いが。

（二〇一六年九月七日・TS集二四頁一行目〜二七頁一五行目）

Cさんの母親は、「人に見られることをとてもきらう人」だった。当時のデパートのかつら売り場には、「個室」や「プライバシーを守る」という配慮が整っておらず、彼女は「一生懸命、隠そう隠そうと」する「母とかつらを買いにデパートに行くっていうことがいや」だった。そこで「母に［デパートでかつらを］買ってきてって言って、買ってきてもらって、［かつらを］つけて、気に入らないから替えてきて」と「反抗し」た。彼女は、「いいと思ってやっているわけではなかった」。だが、母親に対して彼女がそのように「反抗し」たのは、「自分のことだけど、やってられない」「なんで私こんな生活しなきゃいけないの的な気持ち」を抱えていたことによる。

それが「高校三年生で進路も考えていた」とき、「あー私、いつまでこれができる？」とCさんは考えた。「いずれは、自分で［かつらを］買いに行かなければならなくなる。それこそ母が一緒についてくることもなくなる。それなのに、自分で買いに行くことができなかったらどうするの？」。彼女は自分自身にこう問いかけ、「自立」を決意した。「一人でかつらを買いに行く。買いに行くけど、お金を稼がなきゃ［かつらを］買えない」「このまま治らなかったらどうするの、それでも生きていかなきゃいけない」。今後どう生きるか、将来のライフコースを見据えつつ、それでも「はなから親のお金を頼ろうとかっていう気はなかった」彼女に、「就職しないとか」「ひきこもってしまうっていうのは、選択肢になかった」。「いつまでも実家にいると私はだめになる」、そう考えた彼女は、「家を離れなきゃいけない理由がある」と両親に伝え、東京の大学に進学し、卒業後も東京で就職した。

このようにCさんが「とにかく、一人で生きていけるようにならないとだめだ」と「自立」を決意した背景には、彼女の抱える「生きづらさ」が共感をもって聞き届けられなかったことがあるだろう。発症以降のプロセスを側で見ていた家族や、学校の担任の教師という身近な他者であっても、彼女が「精一杯」伝えていた「自分ではどうにもならないＳＯＳ」は、理解を得ることができなかった。このようなCさんの経験は、当事者の会の立ち上げにつながっていく。

(3) 当事者の会の立ち上げ

Cさんが当事者の会を立ち上げようと思い立ったのは、東京で自立生活を送るようになって一〇年の歳月が経過した頃のことだった。そのきっかけについて彼女は、インタビューで次のように語った。

C：きっかけって、私、何かで書いてましたっけ？　［会を］作る。
＊：あ、うん、［会報の］創刊号に書いていらしたかな。あとは、体験談の、あれは……阿部更織編のほうですね、そこにもちょこっと。なんだっけな、電車のなかで、あの……たぶんかつらをかぶっていらっしゃる方と一緒になったんだけれども、同じ駅で降りたのかな／／C：うん、そうそうそう／／＊：なんだけど、声をかけられなくって、っていうのを。
C：そう、よく覚えていらっしゃいますね。そうそうそう。で、そんな思いを持ちながら、ちょうど新聞の連載があって、で、それに意見を書いて、出したんですね。（中略）
＊：［朝日新聞の］子どもの脱毛症の連載ですよね？
C：そうですそうです。（中略）
＊：そこでどういうご意見を書かれたんでしたっけ。あ、横のつながりを作ってほしいでしたっけ？
C：そう、そうなんです、そうなんです。横のつながりを作っていかないと、こう思っている人たちが、個々に思っていたって、絶対につながれない。電車に乗り合わせたって何も言えないんだから、私たちは何も言えないんだから、せっかく［新聞で］取り上げてくれたんだったら、ぜひ、横をつなげるきっかけ作りをしてくれませんかっていうことを［手紙に］書い

たんですね。

＊：へぇー。

C：で、そこで、○○［地名］にいる、脱毛症のお子さんをお持ちのお母さんを［記事を書いた新聞記者が］紹介してくれて。で、知り合って。

（二〇一六年九月七日・TS集二七頁二五行目〜二九頁四行目）

このようにCさんが当事者の会を立ち上げたのは、「私たちのような人たちがいても、私たちだけでは絶対につながれない」と思ったことによる。その具体的なエピソードとして彼女が語ったのは、脱毛症の当事者とおぼしき女性と同じ電車に乗り合わせたとき、声をかけられなかったことだった。なぜ声をかけることができなかったのか、彼女はその理由について次のように書いている。

あるとき電車で、おそらく同じ病気と思われる人に出逢いました。経験していらっしゃる方もいると思いますが、自分がカツラを使っていると普通は解らなくても他人の状態がよくわかるようになってしまいます。その人は同じ年ぐらいの女性でしたが、ふたりで目が合っても決して冷たい目ではなく、話しかけようかどうしようかとずっと迷っていました。話したい、でも相手がカツラであることに気づいたことを知らせてしまうのはちょっと抵抗がある、それにもし間違っていたらそれはとても失礼なことだし、またどういう事情で使っているのかなどまったくわからないから、などといろいろ考えているうちに目的地に着いてしまいました。そして、お互いに話しかけることができないままふたりとも同じ駅で降りたのです。（ひどりがもの会・阿部編 2001: 20-1）

かつらを使用して日常生活を送っている当事者の多くは、「自分がカツラを使っていると普通は解らなくても他人の状態がよくわかる」。つまり、髪の毛の光り方や毛の量、もみあげの形などで、他者の頭髪が地毛か義髪かどうか、「ウィッグを見分ける目」（小豆 2012: 81）をもっている。Cさんがその女性に気づいたように、その女性もまたCさんがかつらを着用していることに気づいていた。しかしCさんは、「カツラであることに気づいたことを知らせてしまう」ことに「抵抗」を感じ、また「もし間違っていたらそれはとても失礼なこと」と思い、その女性に声をかけることができなかった。

そのようなとき、彼女は偶然、朝日新聞に三日連続で掲載された脱毛症の子どもに関する特集記事を目にした（星野 1994a, 1994b, 1994c）。

＊：それで子どもの脱毛症の新聞記事を見た。あー！　と、同じだと思われた。
C：うん、たくさんいるんだって。
＊：たくさんいるんだ、あー。
C：そのとき私はもう三〇［歳］くらいだったので、私の三〇年間、つらかったこともいっぱいあった。まだ同じ思いをしている人が、まだいるんだっていう思いですね。
＊：あーそういうことか、そういうことか。
C：私は先にここまできた、私に何かできることはないのかって。
（二〇一六年九月七日・TS集二九頁五行目〜三五頁三行目）

Cさんはその記事を通して、脱毛症の子どもたちの抱える「生きづらさ」が、それまでの「三〇年間」、当事者である彼女自身が経験してきた「生きづらさ」と「同じ思い」であることを知った。「まだ同じ思いをしている人が、まだいるんだ」「私に何かできることはないのか」、そう考えた彼女は、その記事を書いた新聞記者宛てに、「つながりを作って欲しい」と手紙を書いて送った。それを機に、その新聞記者を通じて、彼女は地方在住の脱毛症の子どもをもつ母親と知り合うことができた。

その後まもなく彼女は、当事者の会の母体となった「円形脱毛症の子をもつ母親の会」とつながることになるのだが、それはさらに新聞とは別のマスコミを経由して実現されていた。

＊：その方［新聞記者を介して知り合った当事者の子をもつ母親］は、「円形脱毛症の子を持つ母親の会」の会員さんとかだったんですか？

Ｃ：ではないですね。

＊：っていうことは、どうやってその……。あのそもそも、ひどりがもの会［当事者の会の通称］って、母親の会でしたよね？

Ｃ：そうですね、もともとはそうでした。

＊：そこ［母親の会］と、Ｃさんはどうやってつながったんですか？

Ｃ：その新聞の連載があって、それを言って、そのお母さんとつながって、お母さんと何度か電話のやりとりをしていたんですよ。で、このままじゃ二人しか……やっぱり二人にしかならなかった、新聞だと。これ以上、新聞の力では無理だろうと。じゃあテレビだよねって言って。しばらくは二の足を踏んでいて、私もそんな気にならなかったんですけど、お母さんと話をしているうちに、そんな話になって、で、久米宏のニュースステーションに投書をしたんです。

＊：あー。

C：私はこうこうこういう病気があって、誤解を受けていて、とてもつらい思いをしているんだと。で、そういうお母さんもいて、自分もそうだけど、本当につらかったって。なんか理不尽につらかったっていうことを書いたら取り上げてくれて、その番組の制作会社から電話が入って、特集を組みますって。それで取材をさせてくれって言われて、話をして。○○［地名］のそのお母さんも呼んで、顔は出さない、名前も仮名っていうことで、［番組の］作成をして。つらい思いを話して。そのときに［番組の］制作会社が、そういう人たちを支援するようなところを取材されていて、そこで［脱毛症の子を持つ］母親の会が出てきたの。で、そこの制作会社の人から、もし同じような思いを持っているのなら、一回連絡を取ってみたらどうですかって言われて。（中略）そこでつながった。

（二〇一六年九月七日・TS集二九頁五行目～三〇頁五行目）

彼女が新聞を通じて知り合ったのはこの母親だけで、「二人にしかならなかった」。「これ以上、新聞の力では無理だろう」「じゃあテレビだ」、そう考えた彼女は、「私はこうこうこういう病気があって、誤解を受けていて、とてもつらい思いをしている」「本当につらかった」「理不尽につらかったっていうことを書」き、テレビのニュース番組に投書した。それを機にテレビ取材を受けたことを通して、彼女は母親の会とつながりを得ることができた。

この番組では、Cさん、Cさんが新聞記者を通じて知り合った脱毛症の子をもつ母親、母親の会の世話役をしていたかつらメーカーの役員と社員、脱毛症に詳しい皮膚科医、厚生省への取材を通して、「子どもの脱毛症に悩んでいる方が多い」一方、「患者さん本人も、家族の方々も、なんとなく表立って言え」ず、「実情が掴み切れない現状」が報道された[3]。反響は大きく、番組放送後はテレビ局を通じて、全国の当事者とその家族から、Cさんに宛てた手紙が続々と届くようになる。

C：ニュースステーションを見ていた人が多かったんですよね。（中略）で、あれは呼びかけをしたんですね。私は取材をしてもらって。なんだけど、今度は人をつなげたいっていう気持ちが実はあるから、そういう呼びかけをするような形にしてほしいって「テレビ局に」言って、してくださって。で、［テレビ局に］届いた手紙を私に送ってくださいっていうところまではテレビ朝日と約束していたんです。（二〇一六年九月七日・TS集五〇頁二行目〜一二行目）

番組放送後は、母親の会にも手紙や電話を通じて問い合わせが相次いだ。こうした反響を受けて、一九九六年七月一〇日に母親の会主催で、東京で集まり（セミナー）が開かれた。そこで母親の会のメンバー、ならびに世話役をしていたかつらメーカーの役員・社員数名と、テレビを通じてCさんとつながった当事者たちが一堂に会した。番組放送後からセミナー開催までの経緯について、会報には次のように記録されている。

去る五月一四日、TV朝日系列「ニュースステーション」の特集で『子供の脱毛症』が放送されました。ご覧いただいた方も多いかと思いますが、その中で『円形脱毛症の子を持つ母親の会』が紹介されました。TV放送後の反響は大きく、たくさんのお便り、お電話をいただきました。それを受けて七月一〇日に母親の会主催で東京でセミナーが開かれました。台風で大荒れの天気にもかかわらず多くの方に参加いただきました。

母親だけでなく、脱毛症の本人も多く参加し、改めて「円形脱毛症を考える会―ひどりがもの会―」が結成されました。（一九九六年一二月・創刊号：1）

このようにセミナーの開催を契機として、「改めて『円形脱毛症を考える会―ひどりがもの会―』が結成されたのは、母親だけでなく、脱毛症の本人も多く参加し」たことによる。そしてその多くは、テレビ放送を通してCさんの「声」を聞き、セミナーに参加した当事者たちであった。

3　Cさんが訴えたこと――個人的問題から社会問題へ

当事者の会が結成されたのち、Cさんは初代会長に就任し、精力的に活動を展開していった。彼女が創刊し、会員に宛てて郵送していた会報には、当時の活動の記録が詳しく残されている。以下本節では、その記録を参照しながら、彼女が具体的にどのような活動を行っていたのかを時系列に整理していく。

(1) 当事者同士の交流の場作り

まず彼女が着手したのは、「やっと逢えた」(一九九六年一二月・創刊号:6) 当事者同士の交流の場作りである。その具体的な場として用意されていたのが、「医療セミナー」「会報」「宿泊旅行」であった。

医療セミナーは、脱毛症に詳しい医療従事者による講演と当事者同士の情報交換がなされる場として、年に一～二回、日本各地で開催されていた。セミナーの開催が必要とされた背景には、会に参加する当事者とその家族の多くが、脱毛症に関する正しい知識と治療情報を求めていたことによる。会長就任後、はじめて開催されたセミナーをふり返りながら、「日ごろから悩んでいたけれども、調べたり聞いたりすることが難しい質問に、専門的な立場からお答えいただきました。会としては、これからもいろいろな質問に応えていけるよう努力をしていきたい」(創刊号：5)と彼女は記述している。

また当時の会報には、温泉やお風呂を貸し切りにした旅行が企画されていた記録も残されており、参加した当事者とその家族の感想が数多く掲載されていた。彼女もまた、「家族以外の旅行ではいつも頭のことが気にかかり、心から楽しむことができませんでした。そんな心配をしなくても楽しめる旅行を初体験！　○○さんの感想にもあるように、初めて『旅行を楽しめた』というのが実感です」(創刊号：8)と感想を寄せていた。

彼女が創刊し、年に四～五回、会員の自宅宛てに郵送されていた会報には、事務局としていたCさんの自宅宛てに、手紙やＦＡＸ、電話などで寄せられた当事者の体験談やペンフレンド募集のお知らせなども掲示されており、会報は会員同士の交流の場でもあった。インターネットが普及していなかった当時、当事者同士で交流できる場は限られており、「今日あったいやなこと、昨日言われたあの言葉、どこにもぶつけられない思いをここにはきだしてみませんか？『このゆびとまれ』を、そんな日ごろのうっぷんを受け止められる場にしたい」「会報上でみんなと会話をしましょう」（一九九七年二月・第2号：7）と、彼女は会員に呼びかけていた。このようにCさんは、かつて自らがそうであったように、当事者の会が結成されるまで、身近な他者にも理解されづらい「生きづらさ」を抱え、孤立していた当事者をつなげる基盤作りから活動を始めていた。

(2) 当事者の会の組織体制作り

次にCさんが着手したのは、当事者の会の維持・継続を促す組織体制作りである。彼女はアメリカの脱毛症の当事者の会（National Alopecia Areata Foundation：通称NAAF）と連絡を取り合い、その組織体制を知ることを通して、「日本は国も民間もサポートの重要性に気づいて」おらず、「私たちのような団体を支援する体制もできてい」ないことを問題視し、「どんな病気であってもサポートしていく体制が必要だと国が認めていること」の重要性を主張していた

（一九九八年二月・第7号：8-9）。

その体制作りの一環として彼女が考えていたのが、NPO法人格の取得であった。だが、当時は法制定がなされたばかりで、「私たちのような病気になった人を支援する団体よりも一般的なボランティア団体が殆どを占めて」おり、「動きたくても動けない状態」だった（第7号：二）。「会員数が増えていけば、社会に対して訴えていく力もより強くな」ると考えた彼女は、日本各地に支部を作り、「各支部長を中心に今後ますます積極的に活動を広めてい」こうと活動を展開していた（一九九八年一二月：第10号：8）。

また、母親の会の時代から会の後援をしていたかつらメーカー、ならびに、脱毛症に詳しい医療従事者とも協力関係を築きながら、医療セミナーの定期的な開催やホームページの開設など、当事者の会の持続可能性を維持する体制作りに尽力していた（一九九九年四月・第11号：1）。特に彼女は、「現実的に死に直面している病気に比べ、研究が遅れ」「後回しになってい」ることを疑問視し、脱毛症に関する医学の進歩と治療法の開発を求めて活動していた（第7号：7）。

（3）病気の啓発活動

またCさんは、「せめて治療法がわかるまでの時間を無駄にしないための基盤を整えることは私たちにもできること」と考え、「眼鏡も補聴器も車椅子も義足、義手もカツラ（義髪）もみな同じ」であると主張し、「私たち当事者が声をあげることが、医学の進歩にもつながる」と訴えかけていた（第7号：7-8）。

このような主張を広く社会に広めるために、当時の彼女は当事者の会の初代会長として、「実名・顔出し」で、テレビや新聞、雑誌などのメディア取材にも積極的に応じていた。それは彼女が「マスコミが取り上げてくれるということは社会的認知を得るなどの目的の為にはやはり早道だと」考えていたことによる。実際、彼女が取材を受けた番組の「放送後の反響は大きく、新たに会員さんも増え」た（第11号：10）。Cさんは会員数を増やすことによって、当事者の「声」をさらに大きくしていくことを目指していたのである。

（4） 差別と偏見に対する啓発活動

もうひとつ、Cさんがマスメディアを通じて社会に訴えかけていたこととして、髪をもたないことに対する差別と偏見の撤廃を目指した啓発活動がある。彼女はメディア取材を通して、「円形脱毛症を病気としてきちんと理解してほしい」「髪の毛がないことをいじめの対象にしないでほしい」[4]と社会に訴えかけていた。

また彼女は、「マスコミの脱毛・薄毛に対する蔑視を助長するような放送は差別以外の何者でもない」と主張し、「ハゲ」「ヅラ」は差別であると啓発し、そのような表現を含んだテレビ番組やCMの制作会社や担当責任者、BRO：放送と人権等権利に関する委員会機構（現BPO：放送倫理・番組向上機構）に対し、電話を通じてクレイム申し立て活動を行っていた（第7号：6-8、一九九八年一〇月・第9号：2-3、第10号：2）。それは彼女が、「重箱の隅をつつくようなことかもしれ」ないが「一つ一つ取り上げて社気《ママ》問題化していくことが大切」であり、「社会的理解を経て今の世間の風潮を変えていくためには、このような声をしかるべき所に響かせることから始めるしかない」と考えたことによる（第7号：2-3）。「このような心無い言葉に胸を痛めている人がいる現状を社会に訴えていく必要を感じています」（第7号：2-3）と彼女は主張していた。

上記のような彼女の主張は会員の共感を呼び、その後は会報を受け取った当事者たちからも「気になった」テレビアニメやCM、バラエティ番組の内容について「連絡が入り」、彼女はそれを「一つ一つ訴えてい」った（第9号：2-3）。「少しづ《ママ》つ、誰かが動き出さないと、世の中は変わらない。カメの歩みでもいい、みんなでいっしょに頑張ってみませんか？　世の中を変えるなんて、とてもだいそれたことのようだけど、私たちはあたりまえの権利を主張していくだけです」（第10号：2）と、彼女は活動していた。

このようにCさんは、当事者の会を立ち上げ、以上の活動を積極的に行うことを通して、当事者が日々直面している「生きづらさ」は、個人的問題ではなく社会問題であると訴えかけたのである。

4 小括――「社会問題」という意味づけ

本章では、当事者の会を立ち上げたCさんの事例を検討してきた。ライフストーリーの検討を通して明らかなように、彼女が「声」をあげるに至った背景には、当事者としての彼女自身の「生きづらさ」があり、それは発症以降の社会化のプロセスを通じて経験されていた。

つまり幼少期に発症した彼女は、髪がないままの身体状態で女性としてのアイデンティティを確立しており、自らの女性としての身体に髪がないことを「問題」とは認識していなかった。それがともに暮らす家族、近隣の人びと、また学校の教師、学友たちとの相互行為場面において、髪をもたないことにともなう経験が「問題」として立ち現われ、治療とかつらの着用という対処をするようになった。治療を受けるのをやめることで、治療にともなう「生きづらさ」

からは解放されたが、かつらの着用にともなう問題経験に日々直面し、それに個人的対処を迫られることによる「生きづらさ」は大きかった。彼女はそれを、親や学校の先生という身近な他者に向け、「自分ではどうにもならないSOS」として伝えていたのだが、共感をもって聞き届けられることはなかった。

その後、自立して社会生活を送っていたCさんは、発症してからおよそ三〇年後に目にした新聞記事を通して、「同じ思いをしている人が、まだいる」状況を知った。彼女にとって、「新聞の連載を読んだ時の『同じつらさが後の世代で繰り返されることを知ったショック』は大きかった」[5]。こうしたプロセスを通して、当事者の抱える「生きづらさ」は個人的問題ではなく社会問題であると意味づけ直した彼女は、「このゆびとまれ」と声をあげ、当事者同士のネットワークを形成し、クレイム申し立て活動を展開していた。つまり、それまで受け入れられず、沈黙を余儀なくされてきた人びとのアイデンティティ・ポリティクスが時機を得て成功するには、語りを聞き届け、それをより一層大きなものへと成長させる当事者コミュニティが必要だったのである（Plummer 1995=1998: 240-1）。

この点をふまえると、「このゆびとまれ」という対処戦略は、他者／社会からは過小評価されやすい問題経験を当事者の会で共有することを通して、「生きづらさ」を軽減／解消させる方法といえるだろう。

このように、Cさんの声によって発足した当事者の会は、セルフ・ヘルプ活動を行う場であると同時に、クレイム申し立てが行われる場としての役割も担っていた。次章以降では、会長や副会長（現理事）として、Cさんが立ち上げた会の運営を引き継ぎながら、当事者運動を牽引してきた女性たちの事例を検討するが、彼女たちもまた、当事者の抱える「生きづらさ」は個人的問題ではなく社会問題であると同定し、運動体に携わりながらクレイム申し立て活動を行っているのである。

■註

1　Cさんへのインタビューは、二〇一六年九月七日に飲食店で行った。

2　会報からの引用データに関しては、（〇年〇月・第〇号：〇頁）と表記する。なおCさんには、本章の基礎論文、吉村（2020b）の校正作業にも協力いただき、事実確認や記述の仕方などに対するコメントを、電話やEメール、SNS（LINE）を通じて寄せていただいた。本章では、このときのやりとりを通して得たCさんのコメントも一部、引用抜粋している。

3　録画資料・テレビ朝日『ニュースステーション』特集「子供の脱毛症――いじめを乗り越えるた

めに」（一九九六年五月一四日放送）のナレーションを文字に起こし、引用抜粋した。

4　註3に同じ。

5　二〇二〇年五月三一日・Cさんからの E メールより引用抜粋した。

第4章

「さらす」という対処戦略

1　分析の対象

本章で事例の検討を行う武田（旧姓岡村）信子さん（一九七〇年代生）は、当事者の会の四代目会長を務めている女性である。派遣社員として都内の会社に勤務しながら、会長に就任した二〇〇九年以降現在に至るまで、「この病気を広く正しく知ってほしい」と、啓発活動の場ではかつらを外し、髪をもたない姿を「さらす」ことを通して、クレイム申し立て活動を行ってきた（図4-1）。

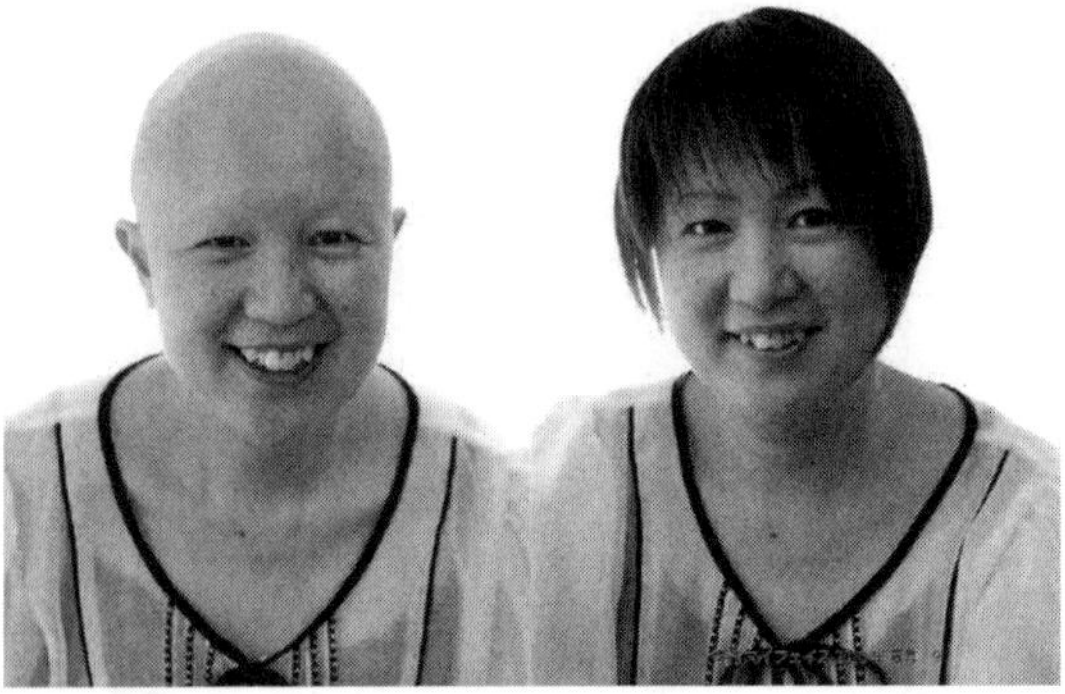

図 4-1　武田（旧姓岡村）信子さん　かつら着用前後の写真[1]
（実名公表と写真の掲載は、本人の意向を尊重している）

信子さんへの聞き取りは三回行った。一回目と二回目の聞き取りは個別インタビュー形式で行い、三回目は、もう一人の当事者の女性（以下、小豆《こまめ》さん）[2]を含めた三人での座談会だった。

一回目のインタビューを行ったのは二〇一二年一〇月二日で、私にとっては、はじめてのインタビュー調査だった。信子さんの希望をふまえて、ＪＲ池袋駅東口近くの飲食店で聞き取りを行ったのだが、当時の私は、そのような公共の場で、髪をもたない女性の経験について聞いたり話したりするという経験が皆無だった。調査時、店内はとても混雑しており、隣席との間隔も近かった。そこで私は、「カツラ」という言葉を極力避け、「ウィッグ」という言葉を意識的に用いながら、ほそぼそとした声で聞き取りを行っていたのだが、信子さんは「カツラ」「ハゲ」「ヅラ」などの言葉を通常の声のトーンでためらいなく発していた。私は彼女が明朗快活に、ときには笑いを交えて自身の経験を語る様子に驚くと同時にひやひやしながら、事前に用意した質問項目を漏らさず聞き取ろうと必死に構えていたために、十分な聞き取りを行うことができなかった。

このような一回目のインタビューの反省をふまえて、改めて信子さんのライフストーリーを聞き取ることを目的に、再度調査協力を依頼し、二〇一四年五月九日に二回目のインタビューを行った。聞き取りを行った場所は、一回目のインタビューと同じ店だったが、このときの私は、およそ一年半のフィールドワークの経験を通して、公共の場で髪をもたない女性たちの経験を聞き取ることに慣れてきていた。また、信子さんとも交流を深めていたことで、一回目のインタビューに比べると緊張感や堅苦しさはなく、聞き取りの時間は初回のおよそ倍の三時間に及んだ。

三回目のインタビューは、二〇一〇年に円形脱毛症を発症した小豆さんの声がけにより実現した座談会だった。信子さんと私は小豆さんからの誘いを受けて、二〇一五年一月二六日に、新宿の喫茶店でおよそ三時間半にわたり語り合った。このとき、事前に二人の承諾を得てICレコーダーに録音したデータを、信子さんへの三回目の聞き取りデータとして位置づけている。

なお本章では、聞き取りで得られた語りのほかに、信子さんが二〇〇二年に当事者の会に入会以降、会員、ボランティアスタッフ、会長と、会のなかで立場を変化させながら、会報『このゆびとまれ』に継続して寄稿している連載記事（「nobuちゃんの愛は円脱を救う」二〇〇三年九月～二〇一四年一二月：六二回[3]）と、NPO法人マイフェイス・マイスタイル（以下、MFMS）発行の情報誌『マイ・フェイス』に掲載された連載コラム（「マイヘッド・マイスタイル」二〇一〇年四月～二〇一一年八月：全六回）も彼女のライフストーリーを再構成するうえでの補足資料として参照したい。その際、どの資料に基づく記述かは、適宜明示する。

以下では、データを横断的に用いて再構成した信子さんのライフストーリーの検討を通して、「さらす」という対処戦略がいかに機能しうるのかを明らかにしたい。

2　事例の検討――信子さんのライフストーリー

(1)　発症当時

信子さんが円形脱毛症を発症したのは、高校卒業後、バスガイドとして勤務していた二〇歳の時だった。後頭部にできた一〇円玉ほどの大きさの円形脱毛は、徐々に広がっていった。発症当時は「病気」という認識が希薄で、病院には行かず、自毛の結い方を工夫したり、ヘアピンで自毛を固定し、脱毛部分を隠していた。だが発症後、半年もたたないうちに髪は半分以上抜け落ち、隠せなくなった。職場の同僚からは「ハゲ」と嘲笑され、「そんな頭みっともないからなんとかしろ」と言われたが、当時の彼女は「病気になったことを認めたくない」という気持ちが強く、病院に行くことに対しても消極的だった。それでも家族から心配され、通院を勧められたことで、病院での治療を開始した。しかし、効果はすぐに現れなかったので、治療開始からおよそ半年後に、かつらの着用を始めた。

ところが一九九〇年代初頭の当時、かつらの購入に関する情報は少なく、手軽に買えるファッション・ウィッグ（おしゃれ用かつら）も普及していなかった。そこで彼女はとりいそぎ、CMでもお馴染みの大手かつらメーカーに電話をかけたのだが五〇万円と言われ、購入できる経済的余裕もなく、「もうどうやって生きていったらいいのかわからない」と途方に暮れた。それでも親が「なけなしのお金」を払って、当時三〇万円のオーダーメイドのかつらを買ってくれた。しかし、オーダーメイドといっても一目見てかつらとわかるような代物で、「こんなものならいっそかぶらないほうがいい」と、買ってもらったかつらを母親に投げつけたこともあった。

彼女にとってかつらの着用は、「病気と認めること」で抵抗があった。当時はかつらを着用することが病気への負担を和らげてくれるとはまったく思わず、「バカにされる対象であるかつらをかぶるくらいなら、むしろ素頭《すあたま》をさらけだしたほうが人からバカにされないのではないか」と思っていた。それでも彼女は、仕事を続けるためにかつらを着用しながら社会生活を送るようになる。

発症するまでは、「わりとモテたし」「すごく順調な人生を送ってきた」信子さんであったが、そこからの「急降下」は激しかった。それでも親に高いものを買わせてしまったという後ろめたさから、「なんとか外に出なくちゃ」とかつらを着用しながら仕事を続けていた。しかし、職場での嘲笑やからかいに耐えられず、二二歳の時に退職した。それからのおよそ一〇年間は、日雇いのアルバイトや医療事務、健康ランドの受付など職を転々としながら、さまざまな治療をひとつずつ、ときには併用しながら続けていた。一時はステロイドの服用によって効果があったものの、副作用が強く出たために飲み続けることはできず、その後も生えたり抜けたりを繰り返した。「それでもなんとか治したい」という治療に対する強い思いは、その後、当事者の会との出会いにつながっていく。

(2) 当事者の会との出会いと変化

発症直後は「なにもかもできないと後ろ向き」だったが、それでも「わりと恋愛に関しては前向きなほう」だった彼女は、新しい職場で出会ったAさんと交際を始める。彼女にとっては、Aさんとの出会いが当事者の会に入会する契機となっていた。Aさんには髪がなくかつらをかぶっていることは告げずに交際をはじめ、それを打ち明けたのは「ぶっちゃけもう、ベッドに入る直前」だったが、かつらを外した髪をもたない姿を見せたあともAさんは「関係ないよ」と変わらず接してくれた。さらに当時、「すごく落ち込んでいた」彼女を案じたAさんは、まだ出始めだったインターネットを使って会の存在を調べ、教えてくれた。Aさんの「そういう集まりがあるみたいだけど出てみたらー」という言葉に後押しされ、同じ経験を有する当事者に出会いたい、というよりもむしろ治したい一心で、医療セミナーに参加した。信子さんが二八歳のときである。

信：最初は、やっぱ、治したくて［当事者の会に］入ったんですね。

＊：なるほど。同じ悩みを持つ人と出会いたいっていうよりも、治したいっていう。

信：そうですね。治したいっていう部分の方が大きくて、その一〇年色々治療をしてきて、ほかにもひょっとしたら治療法があるんじゃないかなぁっていうのが、その入会したきっかけだったんですね。入会した当時はまだ治療をしていたんで、［当事者の会に］入って、最初にびっくりしたのは、おしゃれな人が本当に多くて。みんなすごく自然にメイクやウィッグをしていたんですよ。それは衝撃で。で、そういう人たちに出会ってから、治療に対する意識も薄れてきたっていう。

＊：あーなるほど。

信：うん。昔は、こんな頭じゃ、眉毛やまつ毛がなきゃおしゃれも楽しめないって思ってたんだけど、あ、なんだ楽しめるんじゃん、みたいな。温泉や遊園地にも行けないってあきらめてたんだけど、なんだ、行く方法っていっぱいあるんじゃんみたいな。

＊：なるほどなるほど。じゃあ当事者さんたちとの交流を通して、情報というか、ノウハウを得たという。

信：ノウハウ、そうですね。

＊：へー。

信：それがそのひとつ［入会して］良かったところで、まあ悪かったところは、やっぱりその［病気を］治したくて会に入ったわけなんだけれども、［治療を］あきらめちゃってる人が大半だったから、すごくがっかりしたんですよ。［会に］入ったときは、それこそもう必死なわけですよ、本当に（笑）。それこそ治療にもお金使って、ウィッグにもお金使って、もう身も心もボロボロ状態で［会に］入ったんだけれども、みんながすごく明るくって。で、なんかはじめは……私はこんな風にはなれないって思ったんですよね。

（二〇一二年一〇月二日・TS集一一頁九行目〜一二頁八行目）

信子さんは、会に参加する当事者の女性たちがみな「すごく明るく」、「すごく自然にメイクやウィッグをしていた」ことに「衝撃」を受けた。当初は、「私はこんな風にはなれない」と思い、また会に参加する当事者の多くは治療をあきらめていることに「すごくがっかりした」。しかし会に参加することを通して、髪や眉毛やまつ毛がなくてはおしゃれを楽しめない、かつらをかぶっていては温泉や遊園地にも行くことができないとあきらめていたが、楽しむ方法や行く方法がたくさんあることを知った。

さらに、発症後に結婚している当事者の女性もいたことで、彼女はAさんとの結婚を焦るようになる。Aさんとは婚約していたのだが、「治ったら結婚しよう」というAさんとの間に、次第に「気持ちのズレ」が生じていった。

信：最初は嬉しかった。こんな重たい病気を抱えていても、心配してくれていることが嬉しかったんだけど、だんだん……スキンヘッドの私じゃだめなの、みたいな。それを受け入れて欲しいのに、なかなか受け入れてくれない。たとえば、車でドライブとかに行って、もうウィッグをつけているのがつらくなっちゃったから取ってもいい？ とか言うと、そりゃ［ウィッグを］着けていたほうがいいよとか言われちゃったりだとか、っていう気持ちのズレが、だんだん、きちゃったんですよね。で、当時はあんまり［髪をもたないことを］受け入れられてなかったんで、元彼［Aさん］から、旅行に行こうよとか、遊園地に行こうよとか言われても、わりと積極的になれなかった。ディズニー［ランドに］行っても、アトラクションとかには全然乗れなかったから。（二〇一二年一〇月二日・TS集九頁一〇〜一九行目）

この頃、彼女は会の活動を通して当事者の男性Bさんと出会う。当時の彼女は、家族に治療費やかつら代などの高額な経済的負担をかける自分に価値が見出せず、何度も自殺を考えていたのだが、Bさんも自分と同じように思い、精神科に駆け込んだことがあると聞いた。そこで、「もしよかったらあなたの通ってる精神科を教えてくれない？」と相談した。するとBさんは、「精神科に行く前に、僕でよかったら話を聞くよ」と返事をくれ、後日会う約束をした。約束の日、彼女はそれまで誰にも打ち明けることのできなかった思いをBさんに話しながら号泣した。

＊：それで［Bさんに］話を聞いてもらったときのこととか覚えてますか？
信：そう、そしたら、それでね、すんごい号泣したのよ。（中略）うんそれで、そのとき話したような話を、つき合ってる彼［Aさん］にしてればよかったのよ。だけど髪がないのがわからないじゃない？
＊：髪がないのはわからない、わからないか。
信：うーん……だからその……。
＊：髪がある彼には……。
信：打ち明けようっていう気にはならなかった……ならなかったんだよねー。
＊：うーん、［Aさんは信子さんのスキンヘッド姿を］見てはいるんだよね？
信：見てはいる。
＊：彼の前で［かつらを］外してはいたんだけど。
信：外してもいたんだけど。（中略）そのなんだろうな、重たい女って思われるのがいやだったみたいな。そのときは、彼、彼、みたいな感じだったから。やっぱりその……髪をなくしてしまった以上、もう彼しかいなくて、もう頼みの綱みたいな。自分が希望を持てるものが

……彼しかいなかったから、ほんともうしがみついてた感じで。全部打ち明けて重たい女だって思われるのがいやだったのもあるし、心配かけたくなかったっていうのもあるし、みたいな……。うん、打ち明けようとは思わなかった。

（二〇一四年五月九日・TS集二三頁一行目～二五頁一六行目）

彼女にとって、当時交際していたAさんは「頼みの綱」で、希望を持つことができたのは彼だけだった。彼の前ではかつらを外し、髪をもたない姿を見せていた。しかし、「髪がある彼に、私のつらさはわからない」と思い、また「重たい女」と思われるのもいやで、治療やかつらの着用によって、髪がないことに対処しながら生活することにともなうつらさを打ち明けることができなかった。しかし、彼女はAさんにそのつらさをまったく伝えていなかったわけではない。彼女は、「もうウィッグをつけているのがつらくなっちゃったから取ってもいい？」と言葉で伝えていたのだが、「［ウィッグを］着けていたほうがいい」というAさんには、かつらの着用にともなう「生きづらさ」を理解してもらうことができなかったのである。

同じ病気の人に出会い、いろんな話を聞きました。病気の知識も増えました。今までスキンヘッドの女の子なんて自分だけだと思っていました。（中略）でも、自分だけではないことを知ると、気持ちに安心感が出来ました。

しかし問題も発生しました。私は彼と病気が治ったら結婚する約束をしていました。そのことを疑問にも思っていませんでした。セミナーに参加して、病気にもかかわらず、結婚している人がいることを知り、結婚を焦るようになりました。また「絶対に治したい」という気持ちが強かったので、治療を諦めてしまっている人が参加者の大半だと知ると、半ば幻滅しました。「病気でも結婚できるし、上手にカツラを使えば生活するのに支障は無いかも」そう思うと、何がなんでも治そうとは思わなくなってしまいました。「治ったら結婚しよう」という彼に「治らなくても結婚している人もいるのよ！」と私が攻め立てる。そんな喧嘩を会うたびにするようになりました。週末は円脱［円形脱毛症の］仲間と会うのに忙しく彼のことはほったらかしでした。結局その人とは六年もつきあっていたのに別れてしまいました。（岡村 2005a: 9）

信子さんは会への参加を通して、かつらを着用しながら生活するうえでのさまざまな工夫や方法を知り、「病気でも結婚できるし、上手にカツラを使えば生活するのに支障は無いかも」と考えるようになり、それまで頑なに抱いていた「なんとか治したい」という治療に対する強い思いは次第に薄れていった。

しかし交際相手のAさんは、治療によって治ることを望んでおり、髪をもたない彼女と結婚し、人生をともに歩もうとはしなかった。「治ったら結婚しよう」というAさんと「治らなくても結婚している人もいるのよ!」という彼女の意見は対立し、「結局その人とは六年もつきあっていたのに別れてしまった。

当時の信子さんが「生きづらさ」を共有することができたのは、前出のBさんである。彼は、生まれつきほとんど髪がなく(先天性脱毛症)、人生の半分以上の時間、パッシング生活を送っていた経験があった。彼女はその後、Bさんと交際を始め、八年後に結婚した。その間、彼女は当事者の会への参加を通して、それまで一人で抱えていた「生きづらさ」を当事者同士で分かち合い、共有していく。そのプロセスを通して次第に、「髪が無いこと」を「悪い事」や「かわいそうな事」と「思わなくなって」いった。

私は最近、髪が無いことが、悪い事だとか、かわいそうな事だとかいうふうには、あまり思わなくなってきました。なぜなら、「髪が無いこと」を受け入れることができれば良い訳ですから。この境地に辿りつくまでには、たくさんの壁を乗り越えなくてはなりませんが、乗り越えた暁には「この病気になってよかった！」と、きっと思えるはず。「病気を受け入れる」って、すなわち、自分自身を受け入れることだと、私は思います。（岡村 2004: 5）

発症以降、彼女が職場を転々としていたのは、「髪型が変わらないね」と言われるのを恐れていたことによる。それが、髪がないことに対する彼女自身のこのような認識の変化にともなって、職場の上司や同僚に対しては「カミングアウトする」ことで、「快適に」働くことができるようになっていた。

職場の雰囲気も明るく、しかも定時なので、長時間カツラをかぶっているのが辛い私には、ぴったりの職場です。

しかし、問題が起こりました。長く勤めていると、だんだんそのうち、「髪型変わらないね」と言われるのが怖くなってきたのです。私は、〝言われるのを待つ〟〝仕事を辞める〟〝カミングアウトする〟のどれかという、究極の選択を迫られました。私はカミングアウトすることを選びました。おかげで今は、快適に仕事をしています。（中略）病気を受け入れる、って、いかに病気であることを楽しめるか、なんだと思います。（岡村 2004: 5）

「バレることにビクビクしていた」当時は、「カツラだとわからない」オーダーメイドの高価な（およそ三〇～五〇万円の）人毛のかつらを着用することを望んでいた。それが次第に「バレても良いと思えるようになった」ことで、「いかにもカツラっぽい」安価な「化繊［化学繊維でできた］ウィッグで十分」になり、かつらの購入にともなう経済的負担を軽減させていた。

> 現在はデパートで購入した六〇〇〇円の化繊ウィッグを着用しています。カットが必要無いのと、気軽に買い替えられるところが気に入っています。しかし、安いだけあって人工皮膚はいかにもカツラっぽいし、痛《ママ》みが早いのがネックです。
> 昔はバレることにビクビクしていたので、カツラだとわからないものを望んでいました。しかし最近は、バレても良いと思えるようになったので、化繊ウィッグで十分なのです。（岡村 2005b: 7）

このように信子さんの発症以降のプロセスを通してみると、髪がないことに対する彼女の意味づけは、当事者の会への入会を契機として、「治すべきもの」から「治さなくてもよいもの」へと変化したといえるだろう。その背景には、「おしゃれな」当事者の女性たちと出会い、髪や眉毛、まつ毛がなくても、かつらや化粧で自然にカムフラージュすることで、自分好みのファッションやおしゃれを楽しむ方法を知り得たことがあった。また、かつらを着用していては行けないとあきらめていた温泉や遊園地に行くことができる、さまざまな工夫や方法も知った。さらに、「髪がある人にはわからない」と思い、打ち明けづらさを抱いていた「生きづらさ」を当事者同士で共有することを通して、次第に髪がないことを「悪い事」や「かわいそうな事」とは意味づけなくなり、「バレても良いと思えるようにな」った。このような彼女自身の認識の変化にともなって、かつらを着用していることを打ち明ける必要に迫られた場合は、それを言葉で相手に伝えることによって、より快適に生活できるようになっていた。

(3) 転機としての温泉

さらに彼女は、それまで治療を受ける場面以外では、家族や交際相手など親密な他者にしか見せなかった髪をもたない姿を公共の場でも見せるようにもなる。その契機として語られたのが、三〇歳のときに参加した当事者数十名での貸切りの温泉旅行だった。貸切りの温泉は「四、五人が入っていっぱいいくらい」の大きさだったため、いくつかのグループに分かれて入浴した。このとき信子さんと一緒に入ったほかの当事者の女性が、かつらを外し、スキンヘッドの姿で入浴しているのをみて、「じゃあ私も取っちゃえ」とかつらを外し、「タオルも巻かず」に「そのまんま」で温泉に入った。

信子さんの場合、このような温泉をめぐる語りが、彼女の認識の変化において重要な位置づけにあることは、二回目のインタビューの冒頭にも確認される。

一回目のインタビューの反省をふまえて、彼女のライフストーリーの聞き取りを目的としていた私は、二回目のインタビューの冒頭で、「これまで信子さんがどうやって生きてきたのかっていうのを」「改めて聞けたらいいなと思って」と促したのだが、彼女は温泉について語り始めた。

＊：なんかこれまでいろんな当事者さんたちに［話を］聞いてみて、この問題を解決する方法って色々あるんだなぁって思えてきて、こう［髪をもたないことに対する私自身の］見方が変わってきたなーっていうのがあって。で、信子さんの一回目のインタビューのときに、こうあまりにもその私自身が堅苦しかったから、だからこれまで信子さんがどうやって生きてきたのかっていうのを、たぶん色んなところでもうすでにいっぱい書いてるとは思うんだけど、その、改めて聞けたらいいなと思って。

信：あーなるほどーなるほどーうーん……何から話そうかー。

＊：うん、信子さんの場合は二〇歳で発症だから、幼少期の話っていうのはあんまり出てこないよね。

信：そうねぇ……なんか最近ねぇ、twitter にもあげたけどー。ふつうにさぁ……温泉入るのにさぁ……かつらを使ってる人はさぁ……まあ大方の人がさぁ、タオルを［頭に］巻いたり、かつらをかぶったまま入って……。で、温泉に入って、シャンプーもせず、こっそりトイレに行って、かつらを取って、かつらなりタオルを取って、頭を拭いて、何事もなかったように出てくる人が大半なわけじゃない？

＊：私もそのうちの一人（笑）。

信：まあそう、私もそうなんだけどー（笑）。

＊：いまもそう？

信：いまは違うけど。でもそれってさぁー、おかしいよねぇ？（笑）、うふふふ（笑）。

（二〇一四年五月九日・TS集三頁六行目〜四頁四行目）

もともと信子さんは「温泉好き」で、発症前は家族や友人らとたびたび温泉に行くのが楽しみだった。しかし発症後は、「友だちから気晴らしに温泉に行こうよ」と誘いを受けても、「かつらをかぶってるのに行けるわけないじゃん！」と、一時は温泉に行くことをあきらめていた。家族との旅行先で意図せず温泉に入ることになったときは、かつらをかぶったままで入っており、彼女にとってそれは「苦痛」でしかなかった。

それが入会後、「タオルを巻いて、トイレで頭拭いたりして入ってるよ」という話を聞き、「そうやって工夫すれば入れるんだ」と知った彼女は、工夫をして再び温泉に入るようになった。さらに、貸切りの温泉旅行でかつらを外して入浴するという経験をしてからは、家族と温泉に行くときも、スキンヘッド姿で入るようになった。

つまり、彼女にとって当事者の会主催の貸切りの温泉旅行への参加は、かつらを着用している当事者が温泉に行くことをあきらめたり、かつらをかぶったまま温泉に入り、シャンプーもせず、入浴後はこっそりトイレで頭を拭いて何事もなかったように出てくるという、かつての彼女が「そうせざるを得ない」と思っていた状況を「おかしい」と懐疑的に捉え直すひとつの契機となり、その後、運動体に携わりながらクレイム申し立て活動を行うことになる人生の転機なのである。

（4）メディアへの出演と葛藤

彼女は、当事者の会への参加を通して「ウィッグ生活」という対処戦略を知り、それを採用して日常生活を送ることで、より楽に、より快適に生活することができるようなった。しかしそれでもなお、難しいと感じ続けていたことがあった。それが「カミングアウト」である。その理由について、彼女は次のように記述している。

> 脱毛症になって何年も経つのに、私はいまだに病気をカミングアウトすることに慣れません。人に打ち明けるのにこんなに勇気が必要なのは、やはり円形脱毛症という病気が、世間にあまり認知されていないからだと思います。恐らく一般的には、「円形説毛症＝一〇円ハゲ（精神的ストレスによるもの）」「ハゲ（薄毛）＝AGA（男性型脱毛症・年齢によるもの）」「カツラ＝ヅラ（AGAの人やお笑いで使うもの）」というイメージが強いように思います。（岡村 2008c: 3）

円形脱毛症は、「一〇円ハゲ（精神的ストレスによるもの）」の俗称で広く知られ、「ハゲ」や「カツラ」は、もっぱら男性の加齢による薄毛や「お笑いで使うもの」を喚起させやすい。「病気をカミングアウトする」のが難しいのは、「円形脱毛症という病気が世間にあまり認知されていないからだ」と考えた彼女は、メディア取材に応じるようになる。

彼女にとって「はじめての大きなメディア出演」となったのは、二〇〇八年に放送されたNHKの朝のニュース番組の特集コーナーだった。インタビューで彼女は、取材を受けた経緯について次のように語った。

信：最初は韓国のテレビから取材が来て、まあ韓国だったら誰も見てないしっていう。そこからメディア取材を受け始めて、その次にNHK［の番組］に出たときは、ひどりがも［当事者の会の通称］に所属しているNHKの記者さんがいて、ずっと［信子さんが会報に寄稿している連載記事を］読んでくれてて、うん、で、［テレビに］出てみない？　って言われて。で、それまで病気を知ってもらおうなんて思わなかったんだけど、あー確かにそうだよなーみたいな。で、そのときはニュース番組で、円形脱毛症でも全部抜けちゃうことはあるだったりとか、ウィッグ代がすごく大変で、治療に保険がきかないとか、そういうまじめな内容で。

＊：うーん、テレビに出ることには、まったく抵抗がなかったの？

信：いや、そんなことはなかったけどー……でも。

＊：どうしてテレビに出ようと思ったのかなって。

信：そのときは、その記者さんにお願いされて、ああ、確かに知ってもらったほうがいいよなっていうのと、あと時間帯が、ちょうど仕事に行ってる時間のニュースだったから、誰にも見られる心配がないっていうところで。

小：それがはじめて、こう、人前で［かつらを］取った？

信：そそ、一番はじめは韓国のテレビだったんだけど、次はＮＨＫで。

小：ああ、うんうん、へぇー。

信：で、二回目、フジテレビのとき……とか、関西のフジテレビのスーパーニュース系のテレビにも出たんだけど、あれってだいたい、三五歳未満で（笑）、女性で、なおかつ、できれば治療してる人みたいな。

＊：あー。

信：あ、乗り越えちゃっている人とー、そのいま治療している人と、お母さんと、三人紹介してくれって、たいてい言われるのね。で、スキンヘッドさらけ《ママ》られるのは三五歳までかもって思って。

小：なんで？

信：なんかテレビでうけるのは、やっぱ若い女性なんじゃないのかな。で、ちょうどそのとき三五［歳］で、ああこれ逃したら出ていける機会はないかもなーって思ってー（笑）。でまあ、ちらっとだし、残念ながら、ほんとちらっとで（笑）

＊：そうか、じゃあ治療を続けている人は、乗り越えていない人っていうこと？

信：うんまあそうじゃない？　やっぱり治療している間は、やっぱり［髪を］生やそうと思うから、［髪をもたないことを］見せようと思わないから［髪を］生やそうと思うんだろうしね。

（二〇一五年一月二六日・TS集二四頁一七行目〜二五頁二五行目）

この特集を企画し、会を通じて信子さんに出演を依頼してきたNHKの女性ディレクターは円形脱毛症の当事者で、同会の会員でもあり、彼女が会報に寄稿していた連載記事を以前から読んでいた。ディレクターの女性は保険適用外の局所免疫療法を受けていて、医療費の面で経済的な負担を感じている当事者への取材を望んでいた。しかしこのとき信子さんはすでに治療を受けておらず、医療費の面では困っていなかった。ディレクターからは、他に取材に応じてくれる当事者がいたら紹介してほしいと頼まれ、会の運営に携わるスタッフたちと協力して探したが、会員の多くは治療を継続しており、「［髪をもたないことを］見せようと思わないから生やそうと思う」治療中の当事者は、治るまでは隠すものと捉えているため、メディア取材に応じられる会員は皆無に近かった。

一方、当時の信子さんはすでに「ウィッグ生活」を送っており、治療によって治すことをあきらめていたため、取材依頼を受けることができた。しかしメディア取材を受けることに対して、彼女に不安がなかったわけではない。彼女は「正直戸惑い」ながらも、それでも「これまでの理不尽な思いを無駄にしたくない」という思いから、「勇気をふりしぼって」取材に応じることを決めた。だが、当時の彼女は、「どの程度まで自分を表に出すか悩」んでいた。

> 出演が決まってからは、どの程度まで、自分を表に出すか悩みました。○○〔NHKのプロデューサーの名前〕さんからは撮影当日、過去の写真・当時の心情を記した日記・これまで買ったカツラ・民間療法の器具などを取材したいので、用意しておいてほしいと言われました。
> 素顔《すあたま》を出そうか？　スッピンのほうがいいのか？　顔と名前はどうしようか？　写真や日記を公開しても大丈夫だろうか？　部屋は写ってもいいのか？……など、すごく悩みました。
> しかし、放映時間が五分足らずということを聞いていたので、短時間で円形脱毛症を理解してもらうためには、現在の自分の姿を公開したほうがいいだろうと思い、顔を出すことを了解しました。（岡村 2008a: 5）

このように、限られた短い放送時間のなかで円形脱毛症を正しく理解してもらうために、モザイクをかけることなく、かつらを着用しながら社会生活を送っている姿と、家のなかではかつらを外し、髪をもたないままの姿で過ごしている両方の姿をメディアに公開した。放送後の反響は大きく、会員も増えた。

しかしながら、彼女がメディア取材に応じたことに対する周囲の反応は分かれた。「頑張ったねっていうお褒めの声」があった一方で、「あなたのせいで病気がばれちゃうのが心配って言う声」も寄せられた。また彼女の母親は、親戚中に「娘をさらし者にした」と言われたりもした。「社会に私たちの病気を正しく知ってもらおうよ」と「身を切る思い」で取材に応じた一方で、当事者仲間たちからでさえ、前向きな反応ばかりではなかったのである。インタビューで彼女は、このような反応はいま（調査時）もあり、「スキンヘッドの姿を社会にさらけるってほんとにすごく大変」と次のように語った。

信：やっぱりスキンヘッドの姿を社会にさらけるってほんとにすごく大変でー。私やっぱり一番いやなのは、当事者の人がこれ以上傷つくのがすごくいやで。やっぱりみんなさ、「髪がないことを」見られたくなくってさ、必死に守ってるわけじゃん。スキンヘッドをさらけださないように守ってるのに、なんでさらける必要があるんだっていうのはさんざん言われたのね。

＊：誰に？

信：ほかの当事者から。自分を見ているようでいやだっていうふうに言われたりだったりとか。そのね、発信していこうよとかね、社会に私たちの病気を正しく知ってもらおうよっていうふうに思ったときに、やっぱりそれまでね、さんざん守ってきたものをなんでね、知ってもらう必要があるんだと。そもそもかつらって隠すためにかぶるものなわけだし。あえてね、［かつらを］取ってね、［病気を］知ってもらう必要はあるのかってね（中略）。

＊：どういう人たちがそういうことを言うの？　年配の人？

信：えー……んー……。まあ、その……［当事者のボランティア］スタッフとかでもいるよね。

＊：そうなの？

信：うん、いるいる。あえてー、それこそさぁ、彼氏にも言わない、家族にも見せないでさ、ずっとさ、［生きて］きてるわけじゃんみんな……うん。病気ってそもそも隠すものだし……っていうのは言われたねぇ。まあ言われることのほうが多い気がする。

（二〇一四年五月九日・TS集五五頁一四行目〜五六頁八行目）

当事者の多くは髪をもたない姿を見られたくなく、それをともに暮らす家族やパートナーにも見せないように「必死に守って」生きている。メディア取材に応じ始めた二〇〇八年当時の彼女は、ともに会を運営する当事者スタッフたちからでさえも、「なんでさらける必要があるんだ」と「さんざん言われた」ことで、次のように悩んでいた。

これまで、このエッセイのネタに悩むことはなかったのですが、今回初めて、何を書こうか悩みました。なぜなら私自身、円形脱毛症の現状を把握した上で、今後自分はどうしていきたいのか、まったく方向性がつかめていないからです。

【病気でも明るく生きている自分を表に出したいのか?】それとも、【円形脱毛症が抱えている問題や大変さを社会に知ってもらい、何らかの働きかけがしたいのか…?】

いずれにせよ、私は円形脱毛症の未来が明るくなるような文章をこれからも書いていきたいし、また、一当事者として、どちらの方向性も考えていく必要があるという結論に至り、今回も寄稿させていただきました。(岡村 2008b: 8)

このように、「円形脱毛症の現状を把握したうえで、今後自分はどうしていきたいのか、まったく方向性がつかめていな」かった当時の彼女は、次第にボランティア活動に「疲れ」を感じ、その後しばらくはスタッフをやめ、会の活動から距離を置くようになる。しかしそれでも「円形脱毛症の未来が明るくなるような文章をこれからも書いていきたい」と、会報への寄稿は続けていく。

(5) MFMSとの出会いと会長への就任

会の活動から離れていた頃、当時交際していたBさん(現在の夫)がインターネットのサイトを教えてくれたことをきっかけに、彼女は「マイフェイス・マイスタイル(以下、MFMSと略記)」の活動を知る。MFMSとは、あざやアルビノなど、先天的・後天的な疾患やけがによって、外見が「ふつう」とは異なる人びとが直面しやすい問題経験を「見た目問題」と名づけ、その解決に向けて「誰もが自分らしい顔で自分らしい生き方を楽しめる社会の実現」を目指して活動している団体である(外川 2010)。

当事者の会でのボランティア活動に「疲れ」を感じていた当時の彼女は、MFMSの活動に参加することにあまり乗り気ではなかった。だが、MFMSの事務所がBさんと同棲していた自宅の近くだったことで、軽い気持ちで参加した(岡村 2010d)。

当初は、病気の垣根を越えて当事者同士が交流し合える関係など「ありえない」と思っていたが、ＭＦＭＳへの参加を通じて、「自分と症状がまったく違うのに、どの当事者も似たような悩みを抱えていること」を知った。たとえば、命に直結する問題ではないという理由で医療的／社会的な支援の対象とされていないことや、学校生活、結婚、就職、親子関係など、ライフイベントに関する悩みである（岡村 2010b）。当時の連載には、ＭＦＭＳの活動に参加した感想が次のように記述されている。

> 最近ＭＦＭＳ（【ＭＦＭＳについて】参照）の活動に参加させてもらっています。参加してみてよかったことは、他の病気と比較して脱毛症について考えられるようになったことです。そして改めて、脱毛症特有の悩みってあるなって思いました。
>
> 例えば、障害を持っている人や目や耳の悪い人は専門の学校があったりするので、幼いころから同じ症状を抱えている人に出会っているわけです。なので、普通の人が思うほど、孤独《ママ》感を感じていなかったり、病気であることを気にしてなかったりするそうです。
>
> それに対して脱毛症は、自分が合う《ママ》ことを求めなければ同病の人と知り合いにはなれません。同病の人と出会えるまでは孤独と強く戦いながら一人で頑張ってしまいます。だから、初めてセ

ミナーに参加された方がよく【やっと会えた】って言います。（中略）ＭＦＭＳで、見た目に問題を抱えた病気についてあれこれ話し合っているうちに、脱毛症は〝カミングアウト〟について悩むことがあること、医師の言葉で心が傷つくことがあること、世間では〝笑いもの〟の対象とされがちな〝カツラ〟を着用すること、治る保証がないことetc、一概に病気とはいっても、病院の治療だけでは解決しきれない悩みがたくさんあるなって、改めて考えさせられました。（岡村2007a: 10）

彼女は、ＭＦＭＳの活動を通して出会った「見た目問題」当事者との交流を通して、「他の病気と比較」しながら、「〝カミングアウト〟について悩むことがあること」「世間では〝笑いもの〟の対象とされがちな〝カツラ〟を着用すること」「医師の言葉で傷つくことがあること」「治る保証がないこと」など、「脱毛症特有の悩み」を相対化した。そして「やっぱり知ってもらおう」と、二〇〇八年一一月に開催されたＭＦＭＳのイベントで、体験談の講演をしたことを皮切りに、再び、啓発活動に携わるようになった（岡村 2008c）。

当時は、ＭＦＭＳの活動がどのように展開していくのか、よく見通せない状態で活動に参加していたが、「意味は後からついてくるもの」と信じて、「社会では軽視されがち」な「見た目問題」に体当たりしようと思い始める（岡村 2010d）。そして二〇〇九年、彼女は前会長の退任をきっかけに四代目会長に就任した。発症後一五年、当事者の会に入会して六年後のことだった。

3　信子さんの「カミングアウト法」

前節では、発症以降現在（調査時）に至るまでのプロセスを追ってきたが、ここでいまいちど、彼女が「生きづらさ」にどう対処してきたかを整理したい。

発症当時、彼女は治療の場面以外で、家族や交際相手Aさんという親密な他者には髪をもたない姿を見せていたが、彼/彼女たちと治療やかつらの着用にともなう「生きづらさ」を共有することはできなかった。

それが発症後の問題経験が共感をもって聞き届けられた当事者の会への参加を通して、それまで「髪がある人にはわからない」と思っていた「もやもやした気持ち」を共有することができるようになった。また同時に、会の活動に参加する「おしゃれ」な当事者の女性たちとの交流を通して、それまではかつらを着用していてはできないと思い、あきらめていたことができるさまざまな工夫や方法を知った。これらの経験を通して、入会するまでに抱いていた「なんとか治したい」という治療に対する強い思いは次第に薄れていき、かつらを工夫して使いながら生活することで、髪がない自分を「受け入れる」ようになっていた（＝「ウィッグ生活」）。

このようなプロセスを経て、職場の上司や同僚に対しては、病気でかつらを着用していると話すことで、職場を転々とすることなく、仕事を続けられるようになり、また安価な化繊のかつらを使用することで、かつらの購入にともなう経済的負担を軽減させていた。さらに貸切りの温泉旅行への参加を契機として、それまで治療の場面や親密な他者以外には見せることのなかった髪をもたない姿を見せるようになっていた。

しかし発症後ながらく経っても、かつらを着用していることを人に打ち明けるのには慣れず、こんなにも勇気が必要とされるのは、円形脱毛症という病気が正しく世間に認知されていないからだと考えた彼女は、「実名・顔出し」でメディア取材に応じていた。

だが「身を切る思い」でメディアに出ても、会をともに運営する当事者仲間たちからでさえ前向きな反応ばかりではなかったことで、次第に会の活動に参加することに「疲れ」を感じ、一時はスタッフをやめていた。

それでもＭＦＭＳへの参加を通して、「見た目」に症状が出る他の病気と比較することで「脱毛症特有の悩み」を相対化し、「やっぱり知ってもらおう」と啓発活動を再開していた。

このように通時的に追ってみると、発症以降、信子さんが「生きづらさ」にどう対処してきたか、その対処法には、「話す」と「見せる」の二つの側面があるといえるだろう。以下、それぞれについて詳しくみていく。

(1)「話す」――さらっと言う／詳しく説明する

発症以降、彼女が相手や「言う加減」を考えながら、「話す」ことによって「生きづらさ」を軽減／解消させてきたことは、以下の記述にも確認される。

どちらかというと性格が明るい方なので「かなりヒドイ円形脱毛症でカツラをかぶっている」と人に言うと、「すごいストレスでハゲちゃったのに、無理して明るく振る舞っている」と、とられてしまうみたいです。

だから「とてもデリケートな人なんだね」「相当ストレスが溜まっているんだね」「そんなに無理しなくてもいいよ」と言われることが多いです。

付き合いが長くなりそうな人には、ストレスだけが原因ではないこと、治療法がないこと、カツラ生活が大変だったりすること、などをお話しますが、逆に話すぎると、言い訳じみて聞こえ

てしまうので、言う加減は、いつも考えさせられてしまいます。（岡村 2008c: 3）

「基本的にせざるを得ない状況まで」、彼女はパッシングしていることを他者に伝えていなかったが、かつらを着用していることが露見してしまいそうな場合に「やむを得ず」行っていたのが「さらっと言う」である。

カミングアウトは基本的にせざるを得ない状況までしていませんが、やむを得ずする時は、「病気で髪を無くしてしまい、ウィッグを着用している」とさらっと言うだけにしています。深く付き合っていきたい人には別ですが…。（岡村 2007b: 10）

この対処法は、誤解の生じやすい円形脱毛症という病名や、嘲笑の対象となりやすい「カツラ」という言葉を避けながらも、「病気」でかつらを着用していると説明することで、けっしておしゃれやファッションで「ウィッグ」を着用しているわけではないことを説得的に伝えている。

さらに彼女は、「付き合いが長くなりそうな人」や「深く付き合っていきたい人」、「さらっと」話したあとに「親身に聞いてくるような相手」に対しては、「詳しく説明」していた。以下の引用は、会長に就任後に書かれた連載からのものだが、彼女は新生活を送る当事者会員に向けて、学校や職場など、社会的な場面における身近な他者に対してはパッシングしていることを伝えておいたほうが「生活しやすい」と述べ、彼女の「カミングアウト法」を次のように紹介している。

ちなみに私の場合は、「○○さんにお願いがあるのですが…ひょっとしたら気づいているかもしれませんが、私○歳のころから脱毛症のヒドイやつで、ウィッグを使って生活しているんですよ」「入院したり、大学病院にも行って、散々治療したのですが治らなくて…」「でも髪がない以外には、身体的に何の支障もない病気なので、今はとりあえず治療は諦めていて、ウィッグを使って日常生活を送ることにしたんですよ」「なので、仕事上でご迷惑をおかけすることはないと思いますが、万が一私がこけて、ウィッグが吹っ飛んだりするようなことがあれば、フォローお願いしますね（ですので、○○の時には配慮して頂けると助かります（お願いします））」

大抵は、この程度しか話さないのですが、会話の流れによっては、「ストレスが原因なの？」と返されたり、相手が親身に聞いてくるようであれば、もう少し詳しく説明することもあります。

「いわゆる一〇円ハゲは、ストレスで発病してしまうこともあるみたいなんですけど、私のは免疫機能が異常をきたして発病する疾患なんですよ。注射を打ったり、副作用が強い薬を飲んだり、なかには保険適用でない治療をしたりすれば、治る可能性もあるみたいなんですが、仕事をしながら通院するのはなかなか難しくて…」「むしろ今は、同じ病気の人が集まる患者会に参加していて、そこで色々情報交換しあったりしていて、病気を前向きにとらえようって思っているんです。もし、〇〇さんの周りで、脱毛症でお悩みの方がいましたら、こういう会があるって、教えてあげて下さいね（〇〇さんもお困りの際には相談に乗りますよ）」（岡村 2010a: 10）

ここでは「さらっと言う」と「詳しく説明する」の二つが提示されているが、とりわけ後者の実践では、円形脱毛症という病名を伝えながら、その原因はストレスだけではなく、免疫機能の異常であると説明されている。ストレスが原因だと思われてしまうと、「〝精神的に弱い人〟というレッテル」を貼られてしまい、就職に不利なケースもあるからである（岡村 2010c）。髪がない以外には身体に何の支障もなく、現在は当事者の会にも参加しながら、病気を前向きにとらえて、明るく元気に過ごしていることが強調されているのが特徴である。

その反面、この実践で重要なのは、かつらを着用して生活することの大変さを伝えている点である。「ウィッグ生活」は、「ふつう」の身体状態で社会参加できる可能性を拓く一方、かつらの着用にともなう物理的な問題経験（暑さや蒸れ、窮屈さなどの身体負担やかつらの購入にともなう経済的負担）を生じさせるものである。そこで彼女は、より快適な「ウィッグ生活」を送るために、かつらを着用していると「話す」ことによって、後発的問題経験の一部を解消させていた。

（2）「見せる」——外す／さらす

もうひとつ、信子さんにとって「話す」とは異なる対処法が、かつらを外した姿を「見せる」である。彼女が治療の場面や親密な他者以外の前でかつらを「外す」契機となったのは、当事者仲間たちとの貸切りの温泉旅行への参加だった。この旅行で、「タオルも巻かず」に「そのまんま」で入浴するという経験をしてからは、家族と温泉に行くときも、入浴する直前にかつらを外すことで、温泉をより楽しめるようになっていた。

しかし髪をもたない姿で入浴していると、子どもたちから凝視されたり、知らないおばあさんから尼さんと間違われて拝まれたり、年配の女性たちからは「がんなの？」と聞かれることも多かった。「がんの割には太いから（笑）。あなた身体の割にはどこか病気なの？」と聞かれることもある。そのように見られたり聞かれたりする理由について、彼女は次のように語った。

信：やっぱ、うつるんじゃないかとか、どんな病気を持ってるかわからないじゃない？（中略）その周りの人からしてみたら、その得体の知れない病気だから、こんな人が温泉に入っちゃって大丈夫なのかって、ひょっとしたら思われちゃってるんじゃないのかなぁとか。

（二〇一四年五月九日・TS集一三頁五～一五行目）

「女性が髪をもたないこと」それ自体は、剃髪した尼や、抗がん剤治療を受けているがん患者の「見た目」と共通している。尼さんと間違われて拝まれるならまだしも、「がんの割には太い」という彼女は、温泉に入っている他者から「うつる」可能性のある「得体の知れない病気」を持っている人と思われているのではないか、「こんな人が温泉に入っちゃって大丈夫なのか」と思われているのではないか、と案じていた。

つまり、大好きな温泉にただ快適に入るためにかつらを外した場合でも、その外見だけでは円形脱毛症の当事者とは理解されず、凝視されたり、「うつる」可能性のある「得体の知れない病気」なのではないかと心配されてしまう。周囲の人たちから好奇な目で見られたり、心配されたりすることなく、安心して快適に温泉に入るためには、円形脱毛症という病気を社会に正しく知ってもらう必要がある。

このように考えた信子さんは、運動体に携わりながら、クレイム申し立て活動を行っていた。円形脱毛症が誤解を招きやすい病気だからこそ、たとえ周囲から批判されても、「誰かがさらけて」知ってもらう必要があると、彼女は強調する。

＊：あえてさらけ出して周りから批判されたときに、でもこうだからっていうような答えはある？
信：あるあるある。
＊：それはなに？
信：それはやっぱりその……円形脱毛症っていう病名だったりとかー……。
＊：誤解を招きやすいから？
信：そうそう、誤解を招きやすいからー、それは誰かがさらけて知ってもらわなきゃだめじゃん。
（二〇一四年五月九日・TS集五五頁二九行目～五六頁一行目）

このように、信子さんの「生きづらさ」への対処法には「話す」「見せる」の二つがあり、さらにそれらは「さらっと言う」「詳しく説明する」「外す」「さらす」など濃淡があることがわかる。これまで彼女はこれらの方法を、場合によって巧みに使い分けてきたのである。

4 「さらす」という対処戦略のもつ機能

(1) 「伝わらない」への対処

信子さんが啓発活動の場でかつらを外すようになったのは、二〇一一年以降のことであるが、彼女は当時の心境について、次のように書き残している。

> 二月二〇日に開かれた〝「見た目問題」ネットワーク共催イベント2011～キックオフ!～〟、もちろん私も参加させて頂きました。私は団体スピーチの際にはウィッグ姿で登場し、途中からスキンヘッドでの講演にチャレンジしました。大勢の前でウィッグを外すのは初めてのことだったので、とても勇気がいりました。(岡村 2011: 11)

彼女はそれまでにも「さらす」という実践をしていたが、それはメディア取材を受ける場面に限ってのことであり、実際に「大勢の前でウィッグを外すのは初めてのことだった」。「勇気」をふりしぼって「スキンヘッドでの講演にチャレンジし」た理由について、彼女はインタビューで次のように語った。

信：私もいまは公でも、公でもっていうか、最初はヒューマンライブラリー[4]とか、大学の授業に出させてもらっても［かつらは］取らないで、写真だけで、［かつらを］取るとこんな感じなんですーって［写真を］見せてたんだけど、やっぱり伝わらなくって。いくらこの髪型で、プールに入れないんです、温泉に入れないんです、ジェットコースターに乗れないんですって言ってもわからない……し、テレビも授業もそうだけど、時間が限られてるから、いくらその三〇分つらくて悲しくて大変だったーとか、こういう病気なんですーって話をしても、インパクトがないんだよね。だけど、［かつらを］取ることでもう一目瞭然で（笑）。あ、これだったらもう、生活していくの大変なんだろうなっていうのをわかってもらえるじゃん？

（二〇一五年一月二六日・TS集三三頁九〜二一行目）

このように、彼女が啓発活動の場面においてかつらを外すのは、かつらをかぶった姿では「生きづらさ」が「伝わらない」ことによる。かつらを着用した状態では、外見上は「問題がない」ため、何が問題なのかが「伝わらない」。そこで彼女は、「これだったらもう、生活していくの大変なんだろうな」ということを「一目瞭然で」相手に伝えるために、髪をもたない姿を「さらす」のである。

(2)「面倒さ」への対処

このようにみると、「さらす」という実践は、社会に対する啓発的な意味合いが強い。当事者の会の会長としてクレイム申し立て活動を行う信子さんが、啓発のためにそのような実践を行うことに対して違和感はない。しかし、彼女は次のようにも語っていた。

信：でもウィッグ［をかぶっていると］は、なかなか言えないよねぇー。
＊：なんで言えないいんだろう？
信：なんか……なんでだと思う？（笑）。（中略）ウィッグって言って、やっぱりなんで？ってなるじゃない？で、やっぱり、病名もさぁ、中途半端じゃない？円形脱毛症の全身型と

かってさぁ……これウィッグって言って、なんで？　って言われて、いやぁ病気なんだって言って、何の？　って言われて、で、円形脱毛症のちょっとひどいやつでとか［言って］、で、なんかストレス？　とか、たいてい聞かれるよね、そういう流れになるよね、うふふ（笑）

＊：うんうんうん（笑）。

信：もう慣れたけどね（笑）。でも、そういうのが面倒くさい、やっぱり。

（二〇一四年五月九日・TS集二八頁一四行目～二九頁六行目）

彼女が語っているように、「円形脱毛症のちょっとひどいやつ」と言っても、スキンヘッドであるとまでは想像されにくく、またその原因についても「ストレス？」と聞かれることが多い。なぜかつらを着用しているのかを理解してもらうためには、詳しく説明しなければならない。それが「面倒くさい」のである。

さらに「面倒くさい」のは、このような面倒な説明をせずに髪をもたない姿を見せた場合、その「見た目」だけでは、円形脱毛症の当事者とは理解してもらいにくいことがある。

信：他の［当事者の］仲間とかも、［かつらを］取ろうとは思わないし一。身近なところからね、もちろん家族の前でも［かつらを］取れない人はいるけどー、まあ家の中でしかふつうは［かつらを］取らないしねぇ。
小：でも、ほんといちいち［かつらを］かぶってその辺に出るのも。
信：ねぇ、面倒くさいよねぇ。
小：面倒くさい！　宅配ボックスをさぁ、玄関開けて［届いた荷物を］取るだけなのに、いちいち［かつらを］かぶる、その煩わしさっていう……うん、［かつらを］取ったところで別に文句言われるわけではないんだけど、でも、私の中でまだやっぱりびっくりされたくないっていう、なんか、うーん……え、隣の奥さん!?　みたいな。（中略）びっくりされたくないと思うからー。
信：まあでもびっくりすると思うよー。ふつうは、ふつうは。
小：びっくりされたくはないけど、楽に生きようと思うと、主義主張のある人になっちゃうわけだもんね。楽に生きようと思うと、うん、ほら、そういうもの［女性が髪をもたない姿］を見せると、反旗を翻してる人っていうね。
信：うんそうねぇー、そうねぇー。

（二〇一五年一月二六日・TS集二八頁一三行目〜二九行目一四行目）

当事者の女性が面倒な説明をせずに、髪をもたないままの姿で「楽に生きようと思うと、主義主張のある人」や「反旗を翻している人」と過剰に意味づけられてしまう。そこで信子さんは、かつらを着用して生活する当事者の多くが、カミングアウトにともなう「面倒さ」をともなわずに、かつらを着用していると「さらっと言う」ことができる社会の実現を目指し、そのためにも、まずは円形脱毛症という病気を社会に広く正しく知ってもらいたいと、当事者の会の会長として「さらす」のである。

しかしその一方、インタビューで彼女は「カミングアウトするのは難しい」と語り、「会長っていう肩書きがあるから言える」と強調した。つまり彼女にとって「さらす」という実践は、「ウィッグ生活」を送る彼女自身が、会の活動をうまく利用しながら、カミングアウトの「面倒さ」を少しでも軽減させる手段としても機能しているのである。

(3)「さらす」ことの相対化

また信子さんは、「さらす」という実践が、当事者としての自らの「生きづらさ」の軽減/解消にも役立つことに自覚的である。したがって、他者/社会から「さらす」ことを「すごい」評価されることに対しては「微妙」と反応し、次のように語った。以下、彼女のそのような反応が読み取れる語りを複数、抜粋引用していく。

信：でも私、カミングアウトをこうやってなんかしまくってて、スキンヘッドの姿とか見せるけどー、やっぱりすごいねーとか。だからやっぱりー、ふつうの人は前髪切りすぎて気にするしー、白髪一個できて気にするのにー、スキンヘッドになっちゃったっていうのを公にするのは……世間一般からするとまあすごいらしくて。で、そのすごいもやっぱり微妙なんだけど（笑）

＊：うんうん。

信：そうそう微妙なんだけど、でもやっぱりすごい……ことなんだよね、うーん……。

小：うーん、すごい……ことだし、なんか女としての何かを捨てた感じ……ない？

信：……うーん……。

（二〇一五年一月二六日・TS集一四頁二〇行目〜一五頁二行目）

信：だから、そもそもスキンヘッドで歩けること自体だったりとか、「かつらを」取れること自体は、世間の人からしたらびっくりするというか、やっぱり改めてそのなに、ぶっとんだ人になっちゃうんだなーみたいな。
小：あーでもねぇ、それ言ったら確かに私もまだ［かつらを］取れない派だから、すごいなって思う、この二人。
（二〇一五年一月二六日・TS集二一頁二一～二六行目）
信：でも私、最初に［かつらを］取ったときにねぇ、［かつらを］取って公開しようって思ったときに、もっと［自分の］後ろについてくると思ったの。そしたらさやかちゃんまでついて来なくてー。だから逆にびっくりしてー。自分がこんなにぶっとんでるなんて思ってなくって、あれー誰も来ないのーみたいな（笑）。そんなに［かつらを］取って見せたって大したことないよー、みたいな（笑）
小：大したことない？（笑）
信：うん？
小：大したことない？
信：大したことないよー。
小：ああそうかー。
＊：そうだよね、小豆さんだって大したことない？　って聞くんだもんね。

小：そうっ、そうなのそうなの。

＊：自分の体験談の漫画を、写真つきですでに発表してるのに。

小：そうなのそうなの、だから［脱毛症の当事者であると］言えるんだけどー、［かつらを外した姿を］見せられない、やっぱり……ね、恥ずかしいんだろうね、恥ずかしいしー……うん……そっちのほうが醜いって思ってるんだろうね。

信：まあなんか……うん……やっぱり当事者で、そのー、せめて家とかさ、お風呂入るときくらいはさ、［かつらを］取れるようになったらさ、やっぱりいいなーとは思うけどさ。私とかさ、スキンヘッドになれる人は、これで表に出たことによって、やっぱりまだ隠したいと思ってる人が生きづらくなったらいやだなーとか思うしー。［かつらを］取ったらどうせこんな感じなんでしょ？　って。（中略）だから［かつらを］取れる人もいるのに、なんで取れないの？　とかさ、なっちゃったら、なってしまったらかわいそうかなーとは思う。

小：あーそうかもー。あーなんとなく、確かにそう言われてみるとー、［かつらを］取らなきゃとは思わないけど、なんか［かつらを］取るのがゴールみたいに、なんか思ってたかも、確かに。

信：うんー（中略）そうね、スキンヘッドの自分も自分だし、ウィッグを使ってる自分も自分だし、まあ今日はちょっとスキンヘッドの気分だしっていうのでスキンヘッドになれて、ウィッグを使いたいときは使えるみたいな、それがもう少しね、できるようになったらいいんだけどね。

（二〇一五年一月二六日・TS集九二頁二六行目〜九四頁七行目）

彼女がこのように語ったのは座談会のときだったのだが、この座談会が開かれたのは、「かつらを外したいのになかなか外せない」という小豆さんが、「どうしたらスキンヘッドのままでも可愛い・きれいと言われるかというテーマで集いませんか?」[5]と信子さんと私にもちかけてきたことによる。

このときの私はすでに、Facebookのプロフィール写真を、化粧をせず、かつらをかぶらない写真に変更していた。そのような私と信子さんを前に、「すごいなって思う、この二人」と語る小豆さんに対して、信子さんは「さらす」ことが「すごい」と評価されることは認めつつも「微妙」と語り、そのような評価を退ける。さらに、スキンヘッドで社会に出ることによって、その経験の語りづらさ、打ち明けづらさを抱えて生活している他の多くの当事者がさらに生きづらくなってしまうのではないかという懸念も語り、「さらす」という対処戦略がモデル・ストーリーとなることを意識的に回避した。それは信子さんが、当事者コミュニティにおいて

「さらす」ことが望ましい対処として規範化されることのもつ陥穽に自覚的であったからだろう。[6]

しかしその一方で、彼女は次のようにも語っていた。

信：［かつらを］取ることがすごい、まあ取ることもすごいんだけど、みんな一緒じゃなきゃいけないっていう社会のなかで、自分は違うことを認めて生きてるっていうことが評価されることのほうが多いから。だからどっちかっていうと、みんなが隠してくれて、あはは（笑）。

＊：まあラッキーって？（笑）。

信：うんラッキーだったりとか、そのー、同じ髪型で、髪は女のいのちっていう社会のほうが、活動は評価されるっていうか。

（二〇一五年一月二六日・TS集九一頁二三行目～九二頁一行目）

つまり彼女は、これまでのクレイム申し立て活動を通して、「髪は女のいのちっていう社会のほうが、活動は評価される」ことを経験しており、そのような社会のなかで、「さらす」という実践が戦略として機能することを相対化していた。彼女が運動を続けるのは、髪をもたないままの姿でも日常を送ることが「できるようになるため」なのである。

信：まあ温泉にはスキンヘッドで入れるようになったけど（笑）、スキンヘッドでジェットコースター乗りたいし、スキンヘッドでプール入りたいし、スキンヘッドでジェットスライダー乗りたいしー。でもそれがまだできない、できるようになるために、いま自分はすごく頑張っているわけで。

（二〇一五年一月二六日・TS集三一頁一七～二一行目）

5　小括――「病気」という意味づけ

本章では、普段の生活では「ウィッグ生活」を対処戦略としながら、啓発活動の場ではかつらを外し、髪をもたない姿を「さらす」という対処戦略を採用している信子さんのライフストーリーを検討してきた。発症以降のプロセスを通してみると、彼女の場合は、当事者の会への入会を契機として、髪がないことに対する彼女自身の認識が「治すべきもの」から「治さなくてもよいもの」へと変化していた。その背景には、「ウィッグ生活」を送る当事者の女性たちとの出会いを通して、髪や眉毛、まつ毛がなくても、かつらや化粧で自然にカムフラージュする方法を知り、自分好みの髪型やおしゃれを楽しめるようになったことがある。また当事者同士の交流を通して、かつらを着用していては行けないとあきらめていた温泉や遊園地に行くことができる、さまざまな方法も知った。さらに、「髪がある人にはわからない」と思い、打ち明けづらさを抱いていた「生きづらさ」を当事者同士で共有することを通して、次第に髪がないことを「悪い事」や「かわいそうな事」とは意味づけなくなり、「バレても良いと思えるようにな」った。このような彼女自身の認識の変化にともなって、かつらの着用を打ち明ける必要に迫られた場合は「カミングアウトする」ことで、より快適な「ウィッグ生活」を送ることができるようになっていた。

しかしかつらの着用によって、暑さや蒸れ、窮屈さなどの身体的苦痛や、活動制約などの物理的な問題は生じており、それにともなう「生きづらさ」を軽減／解消させるためには、かつらの着用というパッシングそれ自体をやめるほかない。だが彼女が温泉で経験していたように、「女性に髪がないこと」はさまざまな誤解や偏見を招きやすい。また、円形脱毛症という病名でも症状は多岐にわたり、全身の毛が抜け落ちる場合もあるということはあまり知られていない。したがって、たとえ「円形脱毛症でかつらを着用している」と説明としても、かつらの下に隠れているのがまだら頭やスキンヘッドで、化粧を落とせば眉毛やまつ毛もほとんど生えていないとは理解されづらく、またその原因についても、ストレスと思われやすい。自分自身を正しく理解してもらうには、さらに詳しく説明しなければならない。それは当事者にとって非常に「面倒くさい」作業なのである。

そこで彼女は、かつらを着用して生活する多くの当事者が、そのような「面倒さ」を感じることなく、「病気で髪がなく、ウィッグを着用している」と「さらっと言う」ことができる社会の実現を目指してクレイム申し立て活動を行っていた。それは、「病気」でかつらを着用しているると説明することで、おしゃれやファッションで「ウィッグ」を着用しているわけではないことを相手に説得的に伝え、他者/社会からは過小評価されやすい「生きづらさ」を理解してもらうためである。さらに、彼女にとって「さらす」という対処戦略は、当事者である彼女自身にとっても、カミングアウトの「面倒さ」を回避しながら、より楽で快適な「ウィッグ生活」を送る方法なのである。

■註

1　NPO法人マイフェイス・マイスタイルが発行している情報誌『マイ・フェイス』2:9より、許可を得て転載した。

2 小豆さん（ペンネーム）には、二〇一二年から二〇一五年にかけて、計四回の聞き取りに協力してもらった。彼女は、三〇代半ばに重度の円形脱毛症を発症した体験談、かつらを着用しながら育児生活を送る体験談、当事者の会への参加を通して出会った当事者とその家族の体験談、それぞれを漫画に描いた単行本を出版している（小豆 2012, 2016, 2019）。小豆さんの場合は、髪をもたないことを「ハゲ」と捉え、「笑い」の対象として意味づけることで「生きづらさ」に対処してきた。彼女の「生きづらさ」への対処戦略については、西倉（2017）を参照されたい。

3 信子さんは二〇二三年七月現在も連載を継続している（全九七回）。本章では、基礎論文（吉村 2015）執筆終了時点の二〇一四年一二月までの連載を分析の対象とした。

4 ヒューマンライブラリー（human library）とは、社会的マイノリティとされる人びとが「生きた本」となり、一般の読者に貸し出す対話型イベント活動である（坪井・横田・工藤編 2018）。信子さんは、二〇一一年以降、駒澤大学、独協大学、明治大学で開催されたヒューマンライブラリーに「生きた本」としてたびたび参加している。

5 二〇一四年一二月一一日に、小豆さんからMessenger（Facebookの連絡ツール）を通じてもらったメッセージより抜粋引用した。

6 西倉は、パッシングすることなく社会に訴えていくような戦略がもつ陥穽を次のように指摘している。顔にあざがある人びとの当事者コミュニティにおいては、右顔面に単純性血管腫という赤あざがあり、ジャーナリストとしても活躍した石井政之の生き方が、モデル・ストーリーとして参照されることがある。この場合、「石井さんは強い」「石井さんにくらべたら自分なんか……」（西倉 2009: 274）という比較の文脈で、「依然として問題を〈克服〉できないでいる自分への自己否定感」（西倉 2009: 276）や、自身の経験のさらなる語りづらさや打ち明けづらさを抱かせる場合がある。このように、克服が望ましい対処として規範化されることが、他の当事者を沈黙させてしまうこともありうるのである（西倉 2009: 274-8）。

第5章

「スキンヘッド生活」という対処戦略

1　分析の対象

本章で事例の検討を行う相本由利子さん（一九六〇年代生）は、当事者の会の副会長として、信子さんとともに会の運営に携わりながら、積極的に啓発活動を行っている女性である（図5-1）。彼女は現在（調査時）、「大阪の夏はウィッグに適してない」「暑いねん」という理由で、かつらは使わずに、髪をもたないままの姿（まだら頭・たまに剃ってスキンヘッド）で生活している。

由利子さんは大阪在住で、特に関西方面で行われる当事者の会主催の交流会の世話役をして

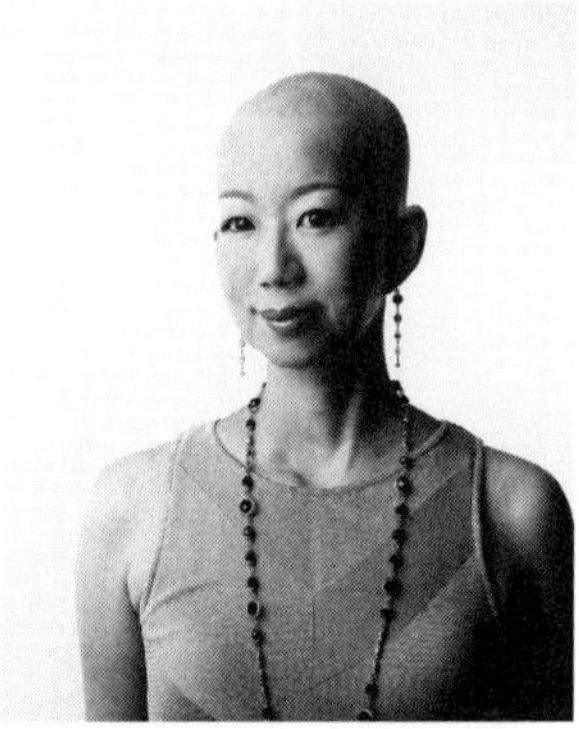

図5-1　相本由利子さん
（実名・1960年代生）
（実名公表と写真の掲載は、
本人の意向を尊重している）

いる。私が彼女とFacebookを通じてつながりを得たのは、二〇一三年一月末だった。だが当時、「ウィッグ生活」を対処戦略としていた私は、彼女と直接会うことにためらいを感じていた。それは当時の私が、「スキンヘッド生活」を送る彼女を「強い主体」と感じ、委縮していたことによる。[1]

どうすれば由利子さんのように、かつらを使わなくても、一人の女性として生きることができるのか、その方法を教えてもらいたい。[2] このようなきわめて卑近な思いから、彼女にインタビュー調査の依頼を申し出たのが、二〇一四年四月のことであった。

彼女とはMessengerを経由して連絡を取り合い、調査協力の快諾の返信をもらい、計二回のインタビューに応じてもらった。また、由利子さんのご家族（夫・息子）にも、個別インタビューに協力してもらった。[3]

次節ではまず、調査データを横断的に用いながら由利子さんのライフストーリーを再構成し、彼女がどのような過程を経て、かつらを着用しないという選択に至ったのか、そのプロセスを検討していく。また、聞き取りで得られた語りとは別の補足資料として、会報に彼女が寄稿しているコラム（相本 2003; 2010a; 2010b）と連載記事（「ユリの関西はんなり通信」二〇一一年七月〜二〇一七年九月、全三三回）[4]を参照したい。その際、どの資料に基づく記述かは適宜明示する。

2　事例の検討——由利子さんのライフストーリー

(1) 発症当時

由利子さんが円形脱毛症を発症したのは、結婚四年目の二九歳のときだった。ある日突然、五〇〇円玉くらいの円形脱毛が「ぽこっと」できた。すぐに近所の病院にかけこんだが、医師からは「気にせんでいい」「気にしとらんかったら、すぐに治るから」と診断された。診断の通り、その後すぐに治った。

そのことをすっかり忘れて生活していた矢先、また「ぽこっと」円形脱毛ができた。このときは、前回と同じように気にしなければすぐに治るだろうと病院には行かなかった。しかしその後、脱毛は「ぽこぽこぽこぽこ」と増えていき、発症後およそ二か月半で、髪は「ずるっと」すべて抜け落ちた。発症当時は何が起こっているのかわからず、毎日が「恐怖」だったが、「病気」という認識はなく、「あまりにも急激に抜けたから、急に生えるやろ」と思っていた。

一方、発症の過程を側で見ていた夫も、円形脱毛症で髪が「全部抜けることなんてありえない」「すぐに治るだろう」と思っていた。それが、いまの彼女は「覚えていない」という次のような出来事をきっかけに、「これはやばい」と思い始める。

夫：それで、治るどころか、だんだんだんだんと広がっていってですね。で、あるとき風呂場から……夏場だったんで、彼女がシャワーを浴びてたんですよね。ちょっと悲鳴のような声を聞いて、どうしたのかなと思って行ったら、ぐさっとこう［手の平いっぱいに髪が］抜けて……彼女はそのことを覚えてないっていうんですけどね、いまは。

＊：へぇー。

夫：僕に見せるわけです、こうやって。で、これはやばいと思ったわけですね。とりあえずそのとき［の彼女］はもうショックで、なんも口をきかなかったですね。それから一週間くらいうつろな状態になってしまいまして、食欲もなくなって。

（二〇一五年二月二二日・TS集六頁一九〜三〇行目）

夫は、日に日に「うつろな状態」になっていく妻を前に、慌てふためくばかりだった。なんとか脱毛を止める方法を調べようと思っても、当時はいまほどインターネットが普及しておらず、また「そうそう簡単に人に聞ける話」でもなかった。そこで夫は、「ちょっと相談しやすい」「髪の薄い」男性の友だちに話を聞き、発毛や育毛に効くという高いシャンプーや利尻昆布を買い込んだり、外国産の「カラフルなタブレットみたいなもの」を何十箱も取り寄せた。

発症当時、由利子さんは離れて暮らしていた実の両親にも、円形脱毛症を発症したと電話で伝えていた。しかし、その話を聞くや否や「お百度参りを始めた」母親には、「心配をかけたくない」という思いから、相談することはおろか、どんどん悪化しているとは伝えられなかった。発症前は頻繁に行っていた夫の実家には、「髪の毛が抜けているという事実だけ」を夫が伝え、「あんまりおいでとかしばらく言わんといて」と話していた。それでも「たまには顔を見せないと」ということで、由利子さんだけ自宅に残って夫と息子だけで帰省したり、息子だけを「送り込んだり」していた。

発症前の彼女は、友人たちとよく飲みに出かけたりもしていたが、当時は「とてもじゃないけど」「本当のことが言えず」、なにかと理由をつけて会わなくなっていく。次第に日常の買い物に行くことすらままならなくなり、自宅近くのスーパーにも「閉店間際に、なんかこう悪いことする人みたいに」「帽子を深くかぶって、こそこそ」と行き、「速攻で」家に戻っていた。自宅にひきこもって、利尻昆布やタブレットを「悶々と」ひたすら食べ続けながら日々を送るようになる。

（2）かつらの着用と治療の開始

そのような生活が半年ほど続いた頃、由利子さんの弟の結婚式に出席しなければならないという事態が起こる。彼女と夫は、「この頭じゃ行けない」ということで、とりあえず「すっぽりかぶる感じのちょっと高めのおしゃれな帽子」を買いに一緒にデパートへ向かった。当時は女性用のファッション・ウィッグ（おしゃれ用かつら）がほとんど普及しておらず、また、かつらといえばもっぱら男性用かお笑いで使われるものというイメージが強かったため、彼女にも夫にも「かつらっていう発想がなかった」。

ところが、帽子を買いに行ったはいいが試着ができない。いまでは人前で帽子を脱ぐことができるが、「当時は［帽子を］一回かぶったらもう取れない」。そこで売り場にいた年配の女性店員に、帽子を「取れないんです」と話した。すると店員はすぐに別室を用意してくれ、「どうぞご試着ください、外で待っています」と対応してくれた。

一方夫は、彼女が帽子の試着をしている間に、その店員からぼそっと、「ちょっとやばいんちゃいます?」「かつらのほうがいいんちゃいます?」と言われていた。そこで夫は、「あ、かつら! と、はじめて思いつ」き、早速、大手かつらメーカーに電話をかけた。電話で事情を話したところ、重度の円形脱毛症でかつらを使っている人も多いと聞き、およそ六〇万円するオーダーメイドのかつらを注文した。

当初の由利子さんは、「かつらなんていやや」と拒んでいた。かつらといえば、「すぐにわかってしまうイメージ」があったからである。それが、実際に出来上がったかつらを手にすると、「全然わからへん代物で驚いた」。

結局、かつらができあがるまでには時間を要し、結婚式には間に合わず、式にはデパートで購入した帽子で「すっぽり」隠して出席したのだが、ちょうどその頃、以前勤務していた職場からアルバイトの誘いを受けたことをきっかけに、彼女はかつらを着用して外出するようになる。夫は、それまで家で「悶々と」していた彼女が次第に「明るくなって」いったのはアルバイトに行き出してからだといい、かつらができあがったタイミングでアルバイトの誘いを受けたことは「渡りに舟だった」と語る。アルバイト先で友だちもでき、発症前のように飲みに出歩くようにもなった。

しかし当時は、髪がなく、かつらを着用していることは「人には言えないこと」「恥ずかしいこと」「バレてはいけないこと」と思い、由利子さんも夫も、それぞれの両親以外には話していなかった。彼女は当時について、「カツラができあがってきても私の心は晴れやかになりませんでした」（相本 2017: 18）と、次のように回顧している。

今でこそカツラはファッションウィッグと名前を変えて市民権を得ていますが、当時は「どうしても隠さなければならないもの」の代名詞でした。オーダーメイドで作るので一つ作るのに二か月も待たねばならず、価格も六〇万円以上かかったと思います。おまけにカツラメーカーの人いわく、毎日皮膚に接触しているものなので、二、三年で買い替える必要がある。できればカツラにも休みの日を作ることが望ましいとのことで、一度に二つ購入しました。一二〇万円。一円も保険適用されませんでした。義手や義足には保険が適用されるのに義髪には適用にならないのです。（中略）

カツラをかぶると、それを周囲の人に悟られてはなりません。少しでもずれていないか気にするあまりとても肩が凝りました。風の強い日や日差しの強い夏などはカツラには大敵です。両面テープでいくら留めても脱げる心配はいつもつきまといますし、夏場、外にいると頭皮とカツラの中が蒸れて、この上なく不快なものです。そして、それまでできていたことができなくなったことがいくつかありました。銭湯に行くこと、温泉に行くこと、激しいスポーツをすること、遊園地で絶叫マシンに乗ること、美容院の話題についていくこと、髪を束ねてアップにすることなどです。後に円形脱毛症を考える会［ひどりがもの会］に出会い、多くの友人やカツラメーカーの美容院さんたちに話を聞いて、そのうちのいくつかはクリアできたのですが、それはまだずっと先の話です。とにかく、今まで何も気にせずできていたことができなくなるということは辛い経験でした。（相本 2017: 18-9）

当時の由利子さんは、なんとか民間療法で治そうとしていたのだが、かつらの着用にともなう問題を解消させたいという思いから、かつらを使い始めたのとほぼ同時期に病院での治療を開始する。東京都内にある脱毛症の専門外来にも、「生えるんやったらなんぼでも通うよ」という思いで、月に一回日帰りの新幹線で通院していた。それからしばらくは、かつらをかぶってアルバイト勤務をしながら、治療に励む日々が続いていく。

（3） 治療をやめた契機

そのような彼女にとって、治療を一時やめる契機となったのは妊娠したことだった。発症四年後のことである。当時はステロイド系の内服薬を服用していたのだが、胎児への影響を考えて、「妊娠中は治療をやめよう」「出産して落ち着いたらまた治療を再開しよう」と、夫と相談して決めた。

出産時に入院した病院では、「最初からちゃんと、看護師さんとお部屋の掃除してくれる人に、私はこういう病気でかつらなんです」と話していた。「じゃあ分娩のときは「かつらを」外してもらったほうが、汗とかかきますしねぇ」と言ってもらい、分娩時はかつらの代わりにバンダナを巻いて出産した。知り合いの当事者のなかには、髪が乱れて「サイババのように」なりながらも絶対にかつらは外さないと、かつらをかぶったままで出産した女性もいるが、彼女にとっては「下半身丸出し」のほうが「頭よりずっと恥ずかしいこと」で、「そこまできたら腹括ろうや」と思った。

子どもが生まれてからは、何をするにも子どもが優先となり、次第に自分の身に構っていられなくなる。とはいえ、「ちょっとでも生えないかな」という思いは依然とあり、子どもが幼稚園に通っている合間を縫って治療に通っていた。だが、あらゆる治療を試しても効果を得ることはできなかった。治療には痛みやかゆみ、全身の倦怠感などの身体的苦痛をともない、また通院にかかる時間や労力、治療費や交通費もかさみ、なかなか治らないことによる精神的苦痛も生じていた。そこで、同じ病気の人たちがどのように生活しているのかを知りたい、治療やかつらの情報を得たいと思い始める。

当事者の会の存在はインターネットを通じて以前から知っていたが、子どもがまだ小さかったことで、主に東京を拠点に行われる会の活動に参加することはできなかった。子どもが三歳になってようやくおむつがとれるようになり、「一晩くらいやったら（夫が）一人でみれるよ」ということで、二〇〇〇年に東京で開催された当事者の会主催の医療セミナーに、はじめて参加した。

そこで彼女は、「悩んでいるのは私一人ではなかった」「全国にこんなにもたくさんの仲間がいるのだと気づかされ」、また、会に参加する当事者の多くが治療によって治すのをあきらめているることを知った。さらに、かつらでおしゃれも楽しみながら明るく生活している当事者の女性たちと出会い、さまざまな工夫を凝らすことで、それまでかつらを着用していてはできないと思い、あきらめていたことができるようになった。すると次第に、「治療に使うお金と労力を、どっちかっていうとウィッグとか他のことに回した方が建設的に生きられるかな」と考えるようになった。そこで、治療によって治すことをあきらめ、その後は治療を受けずに、外出するときだけはかつらを着用し、なるべく髪がないことが露見しないように生活するようになった。

(4) かつらの着用をやめた契機

それでもかつらを着用して生活する以上、かつらの着用にともなう暑さや蒸れなどの身体的苦痛は物理的に生じており、日々それに耐えなくてはならなかった。また、二、三年に一度買い替えが必要なかつらの購入費は負担となっていた。毎日のかつらの手入れや「お直し」(年に数回、かつらを業者に預けて、部分的に増毛をしたり、トリートメント加工によって絡みやすさを改善させる有料のメンテナンス)も「超ーめんどくさい」「いやでいやで仕方ない」と感じていた。

そのような彼女にとって、かつらの着用をやめる契機となったのは、二〇〇九年に大阪で開催されたMFMS主催のイベントに出席したことだった。彼女は、MFMSの代表者から「公開イベントを大阪でやるから、脱毛症のパネリストとして出てくれませんか?」という連絡を受けて参加した。公開イベントではメディア取材を受けることになっており、その様子はテレビでも放映されるとのことだった。「実名・顔出し」でメディアに出ることに対して、「子どもも小学六年生になって手も離れてきていた」彼女に「ためらいはなかった」。ただ、「悩んだ」ことがあった。それは、一見してわかる他の症状の当事者と並んだときに、かつらを着用していては、その症状が伝わりにくく、誤解を招くのではないかという懸念である。

　そこで悩んだのが、私の脱毛症でした。ウィッグをかぶってしまえば、ぱっと見たところ、私たちの病気は外からはわかりません。このひどりがもの会のメンバーだけ、あるいは円形脱毛症の人やご家族だけの集まりですと、ウィッグならではの苦労も心置きなく話し合えるのですが、今回は「見た目に問題を抱えている人」という定義なので、どんな方が会場にいらっしゃるかわかりません。

　もちろん世間一般で認知されている「円形脱毛症」という言葉が《ママ》、いわゆる五〇〇円玉くらいの小さなハゲを連想される方も多いでしょう。それではちょっと困るな…。

　でも、ウィッグをかぶって出席したら「なんだ。ウィッグをかぶれば隠せるような簡単な症状じゃないか」と思われるのもちょっと悔しくて、今回は思い切ってスキンヘッドで出席しました。

(相本 2010a: 72)

かつらを外して登壇した理由について、彼女はインタビューでも次のように語った。

＊：そうそう、なんで［かつらを］外したのかっていうところをお聞きしたかったんです。

由：そう、二〇〇九年に、ＷＦＷＳの公開イベントを大阪でやるって言われて。で、外川さん［ＷＦＷＳの代表］から、その脱毛症のパネリストで相本さん出てくださいと。会場に来てる人は映しませんけど、テレビとかの取材が入るから顔出しいいですかぁ言われて、いいですよぉ言うて。

＊：うんうん。

由：それで打ち合わせをして。で、どうもあざの方と……赤あざと方と白あざの方と、アルビノの女性……〇〇ちゃんが出るって。四人が登壇するって。

＊：うんうん。

由：あざ、あざ、アルビノ。全員見たらもう［症状が一見して］わかる。だけど、私がウィッグつけて出ても……画的にちょっと（笑）。

＊：あははは、画的な問題（笑）、確かに画的にわからない（笑）。

由：わからない（笑）。円形脱毛症っていうたら、みんなこれ［右手の親指と人差し指で輪っかを作るジェスチャー］しか浮かばへんから……インパクトに欠けるなぁ思って（笑）。

（二〇一四年四月二八日・ＴＳ集一二頁三〇行目〜一三頁二三行目）

このイベントには由利子さんのほかにも、顔にあざのある女性やアルビノの女性もパネリストとして参加していた。彼女が「悩んだ」のは、見た目の症状が比較的わかりやすい他の登壇者に比べると、かつらを着用していては円形脱毛症という病気が「画的に」伝わらないことだった。イベントの様子はテレビで放映され、たくさんの人も集まる。そうであるならば、この病気について広く正しく知ってもらいたい。このような思いから、彼女はかつらを外し、髪がないままの姿で登壇することを決めた。

発症したばかりの頃は、発症の過程を側で見ていた夫以外の前で髪がない姿を見せることに「抵抗」があった。だが、治療や出産の場面を通して「だんだんと慣れてきた」。むしろそのときは発症してからおよそ一六年の歳月が経っており、「髪の毛を失ったときのあの喪失感をうまくあの場で表現できたかどうかは、自信がなかった」。また、脱毛症当事者の一人として体験を語ったが、自身は中途発症のため「生まれつき、あるいは物心ついたときには髪の毛がなかったという人とは少し違うかもしれない」という思いもあった。さらに、髪がない姿を公表したはいいが「誤算」もあった。それは、治療をしていなくてもたまに髪が生えてきて、ある程度の長さになると抜け落ちるという彼女の頭は、きれいに剃っても剃った部分が青く見え、「好きで剃っている人」にしか見えないことだった（相本 2010a: 72)。

それでもこのイベントへの参加をきっかけに、かつらをかぶらないで外出することの「気持ちよさ」を知った彼女は、その後「スキンヘッド生活」を開始する。それが具体的にどのような実践であるか、「スキンヘッド生活」を始めた当初の彼女は、次のように記述している。

いろいろと考えることがあって、一五年以上使ってきたカツラをやめて、スキンヘッド生活を始めました。ただ誤解のないように書かせていただきますが、毎日、つるつる頭で生活しているというよりは、カツラをできるだけかぶらない生活をしているといった表現が正しいと思います。冠婚葬祭のようなオフィシャルな場所ではカツラをつけますし、仕事場にはバンダナを巻いて行っています。運動をするときは、汗が目に入らないように、タオル地のハチマキをしたり、冬場寒いときはニット帽をかぶっています。スキンヘッド生活というよりはカツラ生活を極端に減らしたという感じです。たくさんのカツラをお持ちの方がいろんな髪形を楽しむように、私も一つの選択肢として、スキンヘッドを入れてみたというのが現状です。（相本 2010b: 75）

「スキンヘッド生活」を始めたのとほぼ時期を同じくして、彼女は会長の信子さんと事務局からの依頼を受け、副会長に就任した。発症一八年後のことである。それからの彼女は、当事者の会とＭＦＭＳの活動に参加しながら、積極的にクレイム申し立て活動を行うようになっていく。彼女はその過程で、徐々にかつらを使う頻度を減らしていき、私が一回目のインタビューを行った二〇一四年時点では、「冠婚葬祭のようなオフィシャルな場所」でもかつらを使わなくなっていた。その理由について、彼女は次のように語った。

由：別にそんなにかつらにこだわらなくてもいいかなって。（中略）ただウィッグをかぶってたほうが、生活はしやすいやろうなとは思うよ。
＊：うんうんうん、そうなんだ。
由：うん。
＊：でも、ウィッグはかぶらないですか？
由：かぶらないね。
＊：うん、それはなぜですか？（笑）
由：うふふふ、面倒くさい（笑）。
＊：面倒くさいか（笑）。
由：のと、［かつらを］かぶってる間中、気にせなあかんやん。［かつらを］かぶってたら。

＊：うんうん。
由：［かつらが］ずれたらいやとかさ。
＊：うんうん。
由：飛んだらいやとか、チクチクするとか、ここらへん［首のつけ根あたり］が。もう、そういうことに気を遣うのが面倒くさい。
（二〇一七年一月二一日・TS集一一頁一九行目〜一二頁八行目）

このように彼女は、「面倒くさい」という理由でかつらを使うのをやめていたのだが、その代りによく使うようになったのがバンダナや帽子である。彼女がどのようなときにそれらを使用しているのか、具体的には、次の三つの場面である。

第一は、スポーツをするなど、身体を動かすときである。彼女は趣味でテニスをしていたのだが、スキンヘッドのままでは、プレイ中に「汗がものすごい垂れてきて、目に入ったら痛かった」。そのため、「バンダナでしっかりおさえて、バンダナで汗を吸収してもらうみたいに」していた。「身体を動かすときに、バンダナは必須やった」。

＊：［かつらの着用をやめたのは］じゃあ［MFMSの］イベントをきっかけに？

由：そうそう。

＊：徐々にっていう感じですか。

由：徐々にっていう感じ。いまでもこうやって帽子かぶったりだとか。

＊：うんうん、そうか。

由：うん、バンダナしたりだとか、うん。テニスのときはやっぱり汗かくから、バンダナ必須やったね。（中略）ものすごい汗が目に入るから、もうバンダナでしっかりおさえて、バンダナで汗を吸収してもらうみたいに、うん。

＊：それは、かつらはかぶらないで？

由：そうそう。

＊：ああ、バンダナだけで。

由：そうそう。

＊：ああ、要は、スキンヘッドだと汗が垂れてきちゃうから。

由：垂れてきて、もう目に入ったら痛いんよね。

＊：あー。

由：だから、身体動かすときは必ずバンダナしてたね。

（二〇一七年一月二一日・TS集五頁二三行目〜六頁一三行目）

第二は、電話オペレーターの仕事をしていたときである。職場では、ヘッドフォン型のインカムをつけていたのだが、スキンヘッドのままでそれをつけると、「痛」かった。そこで仕事中は、抗がん剤治療中のがん患者向けに作られたガーゼ製の柔らかい帽子をかぶり、その上からインカムをつけることで、痛みを緩和させながら業務にあたることができていた。

由：前の仕事は、電話で営業していく仕事だったんだけど（中略）これ［ガーゼの帽子］買ったの、電話の［仕事の］ときはね、こういう［ヘッドフォン型の］インカム。

＊：ああ、うんうん。

由：こういうのつけるから、痛いねん、スキンヘッドやと。（中略）ここ［頭の骨ばっているところ］が痛い、がちってなるから。（中略）それでこれ［ガーゼの帽子］つけて、だいたい仕事に行ってたかな。

（二〇一七年一月二一日・TS集一五頁二二行目〜一六頁一〇行目）

第三は、寒いときである。スキンヘッドの場合、夏場は涼しく快適に過ごせるが、特に冬は「寒い」のがネックだった。そのため冬場は外出するときだけでなく、室内で過ごすときや寝るときも、ニットやフリースなどでできた帽子をかぶることで、温かく快適に過ごせている。

由：［職場には］バンダナとか帽子で行ってる（中略）夏になったらスキンヘッドで行こうかなって思ってる。いまは寒いから帽子かぶってるけど。

＊：いまは寒いから（笑）、うふふふ（笑）。

（二〇一七年一月二一日・TS集二〇頁二行目～四行目）

由：［まだら頭をさすりながら］これくらいでも［髪が］あると、ちょっとあったかいねん、冬場。（中略）夜中にさ、［帽子が］ぽやって脱げても、朝まで熟睡できるようになって。

＊：あー、私も朝方すぐ起きるんですよ、寒くて。

由：そうでしょ、ね、寒くてね。

＊：うん、頭が寒いの。

由：そう、で私、ここの［抗がん剤治療中のがん患者向けの帽子を売っている］会社の人に、無理やり言うて作ってもらったんよ、寝るとき用のやつを（中略）寒いからー。そしたら作ってくれて、こんなんでいい？　って言って。（中略）これは全然売ってないの、市販してないやつ（中略）めっちゃぬくいで、フリースだから（中略）これ寝るときに、ここで「首のひもで」こう調節できるから、脱げない。寝るとき専用のやつなん（中略）

＊：ヒジャブみたいだ（笑）。

由：そうそうそう、ヒジャブみたい。

（二〇一七年一月二一日・TS集二六頁一八行目〜二七頁三〇行目）

これらの語りに確認できるように、現在、彼女がかつらの代わりにバンダナや帽子を着用しているのは、髪がないことを「隠す」ためではない。それは、「痛さ」や「寒さ」など、髪がないことによって生じる身体的な問題に対処するためである。彼女は、かつらの代わりにバンダナや帽子をうまく使うことで、より楽に、より快適に生活できるようになっていた。

3 「隠す生活」から「隠さない生活」へ
――由利子さんの四つの生活実践

前節では、由利子さんがどのような過程を経て、かつらの着用をやめるに至ったのか、そのプロセスを追ってきた。ここでいま一度、発症以降、彼女が具体的にどのような問題に直面し、それにどう対処してきたのかを整理したい。

発症当時の彼女は、「病気」という認識が希薄で、民間療法でなんとか治そうとしながら、一時しのぎの対処として帽子を着用していた。だが症状は悪化する一方で、一向に治る気配はなかった。それにともなう精神的ダメージは大きく、次第に外出を避け、自宅にひきこもって生活するようになっていた。そのような当時の彼女の様子を知るのは夫だけで、発症前は頻繁に交流していた友人たちや夫の両親とも疎遠になっていた。離れて暮らす実の両親にも円形脱毛症を発症したと話してはいたが、心配をかけたくないという思いから、髪がない姿を見せることはおろか、重症化していると話すことすらできなかった。弟の結婚式に招待された際は、髪がないことを帽子で隠して出席していた（＝「帽子生活」）。

彼女にとっては、デパートの帽子売り場でかつらのほうがよいというマスター・ナラティブに接触したことが、かつらの着用を始める契機となっていた。はじめはかつらの着用をいやがっていたが、まるでそれとはわからないかつらを手にしてからは、「何も問題がない」身体状態で社会参加できるようになっていた。だが当時は、円形脱毛症で髪が抜け、かつらを着用していることは「人には言えないこと」「恥ずかしいこと」「バレてはいけないこと」と捉え、家族以外には誰にも打ち明けていなかった。それによって「隠しごとをしている」という精神的負担が生じ、また隠していることが露見するのを避けて活動を制限せざるを得なかった。このような問題を解消させたいという思いから、「なんとか髪の毛を生やしたい」と病院での治療を受け始めたのだが、治療には身体的苦痛、通院にかかる時間や労力、治療費や交通費などの経済的負担をともない、なかなか治らないという精神的負担も生じていた（＝「カツラ生活」）。

それが出産後、かつらや治療の情報を求めて参加した当事者の会を通して、治療によって治すのはあきらめ、かつらを工夫しながら着用することで「ふつう」に生活できている当事者の女性たちと出会い、それまでかつらではできないとあきらめていたことができるようになった。その後は次第に「なんとか治したい」という気持ちが薄れていき、治療によって治すのをあきらめたことで、治療にともなう負担を解消させ、以前よりも楽に生活できるようになっていた（＝「ウィッグ生活」）。

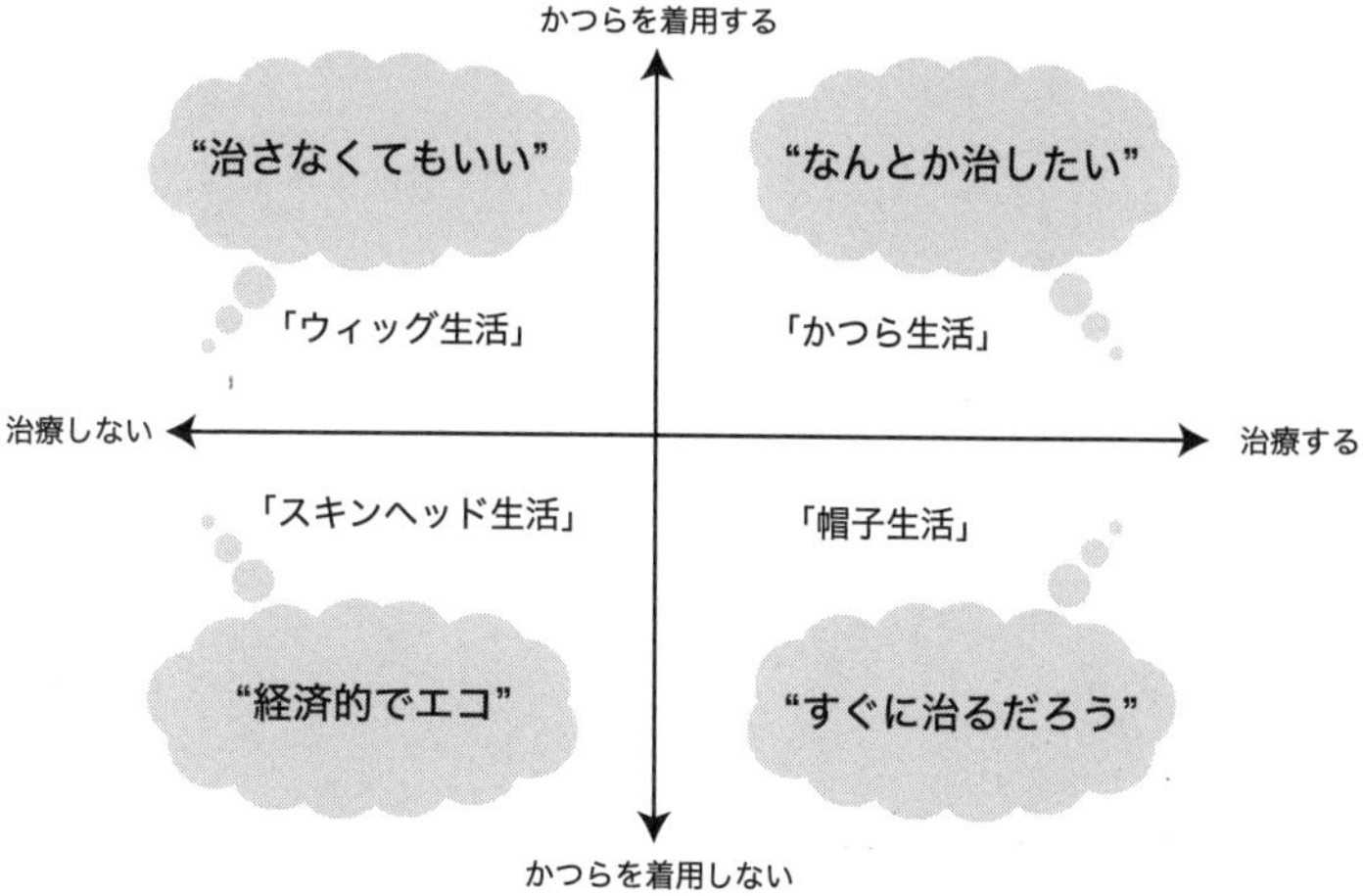

図5-2　由利子さんの4つの生活実践

しかし、かつらを着用して生活する以上、かつらの着用にともなう身体的苦痛や経済的負担、活動制約などの問題は生じていた。治療をやめると決めたときは、「治療に使うお金と労力を、どっちかっていうとウィッグとか他のことに回した方が建設的に生きられるかな」と思ったが、次第にかつらの手入れやメンテナンスにかける手間や労力を「面倒」と感じるようになっていた。そのようなとき、MFMSのイベントに脱毛症当事者のパネリストとして参加し、かつらをかぶらないで外出することの「気持ちよさ」を知ったことをきっかけに、その後は次第にかつらの使用頻度を減らしていた。そして現在は、かつらをまったく使用せず、その代わりにバンダナや帽子を使いながら生活することによって、かつらの着用にともなう問題を解消させ、より楽に、より快適に生活できるようになっていた（＝「スキンヘッド生活」）。

このように通時的に追ってみると、由利子さんの生活実践は、脱毛症を発症して現在（調査時）に至るあいだに、「帽子生活」→「カツラ生活」→「ウィッグ生活」→「スキンヘッド生活」と変遷してきたといえるだろう。そしてそれは、発症以降のプロセスを通して、自身の女性としての身体に髪がないことをどう捉えるかという、彼女自身の認識が徐々に変化していたことによる。現在、かつらを使わないで生活している彼女は、髪がないことを「エコ」で経済的と捉えている（図5-2）。

由：痛みをなんとかせなあかんとか、アトピーみたいにかゆいとかだったら治さなあかんって思うけど、特に支障は、あははは（笑）。（中略）エコやなーって（笑）、お風呂あがっても、バスタオル使わんでもー、ふつうのフェイスタオルで、身体全身拭けてしまう。わたしエコやわーって思って（笑）。

＊：ほんとにそう思う、それは（笑）。

由：だって、だいたい女の子だったら、二か月に一回くらいは美容院に行くのでお金払うわけでしょ? カットやらカラーリングやら。

＊：ああ、そうですよねー。

由：シャンプーのノンシリコンやらさー、スタイリング剤やらさー、もうそんな考えたら（中略）一年間に人が頭髪にかけるお金って、すごいと思うねんね。それがかからないんやから。

（二〇一四年四月二八日・TS集三〇頁二九行目〜三一頁一八行目）

このように由利子さんの「生きづらさ」への対処戦略は、発症以降現在（調査時）に至るまでの二〇数年のあいだに、髪がないことを「隠す生活」から「隠さない生活」へと変化していた。しかし先行研究で指摘されているように、女性にとって髪がないことは、それを見せることはおろか、その経験を語ることさえタブー視される現状があり（Hoffmann 2006; Riley 2009; 石井 2001）、「帽子生活」から「スキンヘッド生活」への直接の移行には、かなりの困難をともなうはずである。由利子さんの場合、その移行は、「ウィッグ生活」という迂回路を通じて行われていた。つまり髪を失うという場合、かつら（＝義髪）という、かなり良い疑似身体を利用できる環境が整っており、それを装着することによって、外見上は「何も問題がない」身体状態で社会参加しながら、治療不可能であることを前提とした生活の再構成を行えたわけである。

しかしながら、当事者にとって「治療しても治らない」という現実を受け入れ、治療しないという選択に至るのは、容易なことではない。実際、由利子さんも、発症後一〇年以上治療を継続しており、さまざまな治療を試したが治らなかったという経験を経て、治すのを断念するという選択に至っていた。治療には、さまざまな負担がともなったからである。

由利子さんの場合も、治療をやめてからの数年間、特に子どもが幼いあいだは、当事者の会を通じて出会った当事者の女性たちに教えてもらった、かつら使用のテクニックや工夫を凝らしながら「ウィッグ生活」を送っていた。それは、彼女が家庭生活や仕事を担いながら、「帽子生活」から「スキンヘッド生活」への移行を経験していたからである。その移行は一見円滑に見えるが、彼女の場合、家事や子育て、仕事といった社会参加にあたって、かつらが不可欠であるような時期を経なければならなかった。社会参加のためにはかつらを着用しないといけないということ自体が一種の制約である。しかしそれ以外にも、かつらの着用は、経済的負担や労力、身体的負担、活動制約などの後発的問題経験を生じさせていた。彼女はこれらの問題を軽減／解消させるために、「ウィッグ生活」から「スキンヘッド生活」へと、さらに生活実践を移行させていたのである。

以上をふまえて次項では、彼女の事例で特徴的な「スキンヘッド生活」のもつ機能をより詳しく検討していくことにしたい。

4 「スキンヘッド生活」という対処戦略のもつ機能

まず、「ウィッグ生活」と「スキンヘッド生活」のそれぞれの特徴は、以下のように整理できる（表5‐1）。

対処戦略としていずれがより順機能的かは、状況によって異なる。由利子さんの場合、パッシングをやめた時点で未婚・親元暮らしではなく、家事を抱え、育児を経験した既婚女性であり、女性性のなかでも、情緒が安定した良い妻・良い母としての側面がより重視される環境にあった。また、子どもが手を離れたというライフステージ上の変化により、「スキンヘッド生活」を選ぶことが容易になっていた。

つまり「スキンヘッド生活」は、ジェンダー・ステレオタイプから完全に免れているわけではない。むしろこの事例では、妻、母という性別役割が、「スキンヘッド生活」への移行の促進要因となっている。つまり、彼女が積極的に啓発活動に携わりながら「女性にも禿げる権利が欲しい」と主張し、実生活でもかつらを使わないで生活できるようになったのは、結婚して

表 5-1 「ウィッグ生活」と「スキンヘッド生活」の特徴

	「ウィッグ生活」	「スキンヘッド生活」
経済的・身体的負担	大きい （かつら費用、暑さ）	小さい （エコ、快適さ）
ライフステージの制限	小さい （子どもが幼いときも可能）	大きい （子どもが幼いときはより困難）
女性性との関係	身嗜みやオシャレに配慮する女性	情緒が安定した良い妻・良い母

子どもを産み育てたという、この社会に典型的なジェンダー役割を達成していたことが大きい。この点について由利子さんは自覚的であり、インタビューで彼女は次のように語った。

由：［かつらを着用しないで生活するのは］一人やったらたぶん無理やったと思う、うーん。

＊：そうかー。

由：うーん……うち、もしたとえば私が独身でね、二九［歳］やったら独身もあり得るよね。で、親とまだ一緒に住んでたりすると、ずっとかつらをかぶりなさいって言われ続けて、その……その親の価値観から抜け出せなかったかもしれない（中略）うちの人［夫］は「かつらを」かぶろうがかぶらまいが、いい意味で奥さんの情緒が安定してくれればそれでいい人なんで（笑）。

＊：あー彼はね（笑）。

由：そうそう、そうなのよ（笑）。

＊：安定してくれていればいいんですよね。

由：そうそう、それで機嫌が悪くなるんだったらかつらをかぶればいいし、うふふ（笑）。かつらを脱いで機嫌がいいんだったら、それは好きなよーにしてくれって（笑）。それは子どものためもあるし、いいお母さんでいてくれるんやったら、好きなよーにしたらいいって（笑）。（中略）うちの人［夫］はね、髪の毛があろうがなかろうがあんまり気にしてない。

（二〇一四年四月二八日・TS集三一頁二六行目〜三二頁一三行目）

由利子さんと離れて暮らす実の母親は、彼女がかつらを使用しないで生活していることを知ってはいるが、いまでも「あまりいい顔はしない」。「お化粧とかしなかったり、［髪が］ぼさぼさしていたら、女性としてはだめ！」という母親にとって、由利子さんに髪がないことは「とんでもないこと」なのである。対して夫は、彼女がかつらを使用しなくても特に反対せず、「髪の毛があろうがなかろうがあんまり気にしてない」。実際、夫は個別に行ったインタビューで次のように語った。

＊：［かつらを］かぶって欲しいとは思いませんか？

夫：それをすることによって彼女にストレスが溜まるんだったら、やめて欲しいですね。
＊：ああそうか（笑）、なるほどそうかそうか（笑）。
夫：そう（笑）。それで暑い！　とか、イライラする！　とか思うんやったら、せんほうがいいですよね。
（二〇一六年八月二〇日・TS集二三頁一四〜一八行目）

夫がこのように語る背景には、由利子さんが「隠す生活」を送っていた当時、かつらの着用によって生じるさまざまな問題が、生活をともにする夫にも影響していたからである。インタビューで夫は、当時感じていた精神的負担と経済的負担を次のように語った。

夫：風のある日とか……うん、なんかこう……気になる、かえってこっちの方がね。
＊：そうかぁ。
夫：そうだから、本人はなんかあんまり気にしてなかったですよ。ちょっと［かつらを］抑えてた方がいいんちゃう？　とか言うわけですよ。［由利子さんは］大丈夫大丈夫って言うんやけどー。
＊：うんうん（笑）。

夫：で、そのうち両面テープもあんまりしなくなって、かぱっと帽子みたくするようになったからー、ちゃんとやっといたほうがいいんちゃうー？　とか、こっちが気になってね、うん。で、もしそのふつうに、子どもなんかが冗談でね、［髪を］引っ張ることもあるじゃないですか。で、そのとき［かつらが］取れたら……なんかその想像が怖くて……。
＊：うんうん、そうかそうか。
夫：だから……僕もちょっとこう……ナーバスになっていた時期があって……その時期が……どれくらいだったのかな、一〇年近くあったと思いますね。

（二〇一五年二月二二日・ＴＳ集九頁九～二三行目）

夫：そりゃもう、毎年［かつら代に］五〇万って結構大きいじゃないですか（中略）ちょっと無理したときもあったんですけど、それは言ってないですけど、ええ。（中略）子どもが生まれたので、子どもに金がかかるじゃないですか、今後。
＊：そうですよねぇ。
夫：そんなかつら買うより、学費やなっちゅうこともあるじゃないですか。
＊：そうですよねぇ、そっかぁ。

夫：うーん……そのあたりからですかねぇ、結果的に子どもが生まれていいようにまわったのかもしれないですねぇ。もし子どもが生まれていなかったら、まだかつらをかぶっていたかもしれないですよね。

＊：あーなるほどー。

夫：子どもにかけるお金をね、かつらに、もっといいかつらとか、そういうものにいったかもしれませんよね、いい治療とか、そっちのほうにね。

（二〇一五年二月二二日・TS集一四頁一三行目〜一五頁八行目）

「結果的に子どもが生まれていいようにまわったのかもしれない」「もし子どもが生まれていなかったら、まだかつらをかぶっていたかもしれない」と夫が語っているように、彼女が「ウィッグ生活」を手放した背景に、子どもの存在がある。彼女の場合、子どもが手を離れるまでに至る家事や育児経験のなかで、かつらの着用にともなう経済的負担や労力が問題となっていた。

もうひとつ、「スキンヘッド生活」への移行を促進したこととして、子どもへの「教育」がある。それはたとえば、発症一〇年当時の由利子さんが「円形脱毛症と子育て」というタイトルで会報に寄稿していたエッセイの記述にみることができる。

私は現在三九歳。夫と一緒に五歳の男の子を育てている。（中略）子育てをする上で、この病気で困っているということは、現在、ほとんどといってない（原文ママ）。私は、普段、家の中ではウィッグをつけていないので、子供は、私に髪の毛がないことを赤ちゃんの頃から、知っている。勿論、もう五歳なのだから、私はよそのお母さん達や夫とは違うということもわかっている。でも、生まれた時から、そういう環境の中にいるので彼にとって、私が脱毛症であることは、ごく自然に受け容れられているという感じだ。

たまに「どうしてお母さんは髪の毛がないの？」と聞いてくる時もある。そんな時、私は、「うん、お母さん、病気なんだ。だから治療にも通っているよね。」と応える。ただそれだけである。彼が、私の頭のことを憂えている様子は微塵もない。

これから先も、子供が私の病気のことで悩んだり、いじめられたりすることはまずないと思う。私達親子は、髪の毛がある人達とまったく変わらないどこにでもいる、ごく普通の親子であるだけだ。（相本 2003: 3-4）

「どうしてお母さんは髪の毛がないの？」と聞いてくる息子に対して、彼女は「病気」と応えるだけで、それ以上の説明はしていなかった。それは、髪がないことは「憂え」たり、「悩んだり、いじめられたり」することではない、「私達親子は、髪の毛がある人達とまったく変わらないどこにでもいる、ごく普通の親子である」と教え育てるためである。

また、息子が高校生になってからは、「母親の羞恥心と子どもの情操教育」の「どちらを取るか」では「間違いなく後者を選ぶ」という理由で、交換留学生のホームステイを受け入れていた。「子ども自身までが母親は隠さなければならないほど悪いことをしているのではないかと刷り込みたくなかった」という思いから、ホームステイ期間中も、髪がないことは隠さず、普段どおりそのままの姿で生活していた（相本 2014）。

実際、由利子さんのこのような教えを通して、息子は母親に髪がないことを「ただそれだけ」のこととして内面化していた。それはたとえば、以下の語りにも確認できる。

＊：お母さんがかつらなしでお外を歩いているときに、たとえば傍にいてね、なんか見られてるなとか、そういう視線を感じたことはあります？

息：全然意識してないです。

＊：あーそうか、全然。

息：気にしてないです。

＊：あーそうかぁ、なるほどねぇ。

息：はい……慣れたっていうか、もとから慣れてた感じですよね（中略）もう、まったく気にならないですね。年に一回か二回、意識するくらいですかね。ほんまに母親が、その円形脱毛症っていうことを。こういうとき［インタビューされるとき］くらいしかほんまに。あ、そういえばそうやなみたいな感じですね、僕にとっては、ほんまに。ほんまにずっともう……逆に［髪が］生えているほうがおかしいみたいな感覚です、僕からしたら。うん、ほんまに。かつらをかぶったら、どうしたんや、みたいな感じになりますもん（笑）。

（二〇一五年六月二一日・TS集七頁一六行目～八頁二三行目）

しかしながら実際、学校でいじめにあうなど、親の病気や障害が理由で子どもが社会的排除や差別の対象になることはありうる（外川 2011）。そのことに由利子さんは自覚的であり、したがって彼女は、息子の手が離れるまで、冠婚葬祭などのオフィシャルな場面や息子を起点とした社会的場面（たとえば学校行事）に参加するときは、かつらを着用していた。また、MFMSのイベントでスキンヘッド姿を公表することができたのも、すでに息子が親の手を離れていたからだった。このように彼女は、息子の社会化の過程を見据えつつ、タイミングを見計らいながら、かつらを着用しないでいられる場面を徐々に広げていったのである。

また夫も、彼女が「スキンヘッド生活」を開始すると、職場の同僚や友人、知人などの身近な人々に対して、次のような「根回し」をしていた。

夫：［スキンヘッドの由利子さんが夫と］一緒に歩いている写真とかを［由利子さんが］Facebookとかにアップしてますから。がんだとか思われたら困るので。聞きにくいじゃないですか、奥さんがんなん？って。だからこっちから、嫁さんスキンヘッドにしてるやろって、あれちょっと実は病気でがんじゃないねんでって。もう実は二〇何年前からかつらかぶってたん。いや、知らんかったってみんな言うんですよ。実は五〇〇円玉くらいのがいっぱいたまってたまって［髪が］全部抜けてしもうてっていう話をして。あ、そんな病気あんねんって。知らない人がすごく多いです。

（二〇一五年二月二二日・TS集一六頁一〇～一五行目）

夫：いまでも根回しはしてますね。

＊：ああ、いまでもしてますか？

夫：うんうん。やっぱりFacebookとか見るじゃないですか。聞きにくいと思うんですよ、本人にはね。だから、［SNSで］つながっている人には、うちの家内はちょっと髪の毛がありませんって言っておかないと、がんだと思う、ほとんどの人が。

＊：あー。

夫：それかなんか変な宗教に入ってるとか（笑）。

＊：うふふふ（笑）。

夫：そうやって色々勝手に思うんですよ、人間って。

＊：そうかそうか。

夫：だから、円形脱毛症のひどいやつで［髪が］全部抜けて、いまはスキンヘッドにしてますと。やくざでもなんでもないですとか、がんでもないですよとか、変な宗教でもないですよとか、言っておかないと。

＊：うんうん。それは相手から聞かれなくても、先に言っておくっていうことですよね？

夫：つながりそうな人には言っとかないと。言っておくと、ああそうなんですね、びっくりしました、と。ああ、そういうことやったんですねと。そうやってみんな思ってるんですよ。

（二〇一六年八月二〇日・TS集七頁一四〜二九行目）

夫が語っているように、円形脱毛症で全身の毛が抜け落ち、スキンヘッドになる場合もあるということがあまり知られていない現状では、彼女の姿は「びっくり」されやすく、またその見た目だけでは、「がん患者」や「やくざ」、「変な宗教」の人と誤解されたりする。実際夫は、そのような「根回し」をしていない相手から、「がんやと思ってたー」と言われた経験もあるという。

このように、「女性に髪がないこと」は、その見た目だけではさまざまな誤解や偏見を生みやすい。そのため由利子さんは、とりわけ息子が幼いあいだは、髪がないことに対する他者からの誤解や偏見に息子が巻き込まれるのを避けるために、自宅以外の場面ではかつらを着用して「隠す生活」を送らざるを得なかった。

また夫は、由利子さんが「隠さない生活」を始めてからは「根回し」をし、彼女がかつらを着用しないでいられる場面をスムーズに拡げられるようサポートしていた。それはかつらの着用にともなう問題経験が、夫や家庭生活にも影響していたからであり、妻であり、母である彼女の「機嫌がいい」状態を保ち、「いいお母さんでいてくれる」ためでもある。

つまり「スキンヘッド生活」という実践は、啓発のためだけでも、当事者である彼女自身がより楽に、より快適に生きるためだけでもない。それはパッシングにともなう「生きづらさ」を最小化させることによって、彼女とその家族がともに、社会とつながりながら生きるための対処戦略なのである。

5　小括——「障害」という意味づけ

本章では、「髪がなくても全然問題ない」と語り、「隠さない生活」を送っている由利子さんの事例を検討してきた。事例の検討を通して明らかになったのが、以下である。

発症以降現在に至るまでのあいだに、「女性に髪がないこと」に対する彼女自身の意味づけは徐々に変化し、それにともなって彼女の生活実践も、「隠す生活」から「隠さない生活」へと移行していた。つまり彼女は、セルフ・ヘルプグループの活動を通して出会った当事者たち（脱毛症当事者・「見た目問題」当事者）、ならびに、生活をともにする家族との関係性を通して、髪がないことは「治さなくてもいい（≠損傷：impairment）」、「恥ずかしいことではない（≠スティグマのシンボル）」と捉えるようになり、「隠さない（＝パッシングしない）」という選択に至っていた。それは彼女の人生において、パッシングにともなう問題経験が「障害」となっていたことによる。

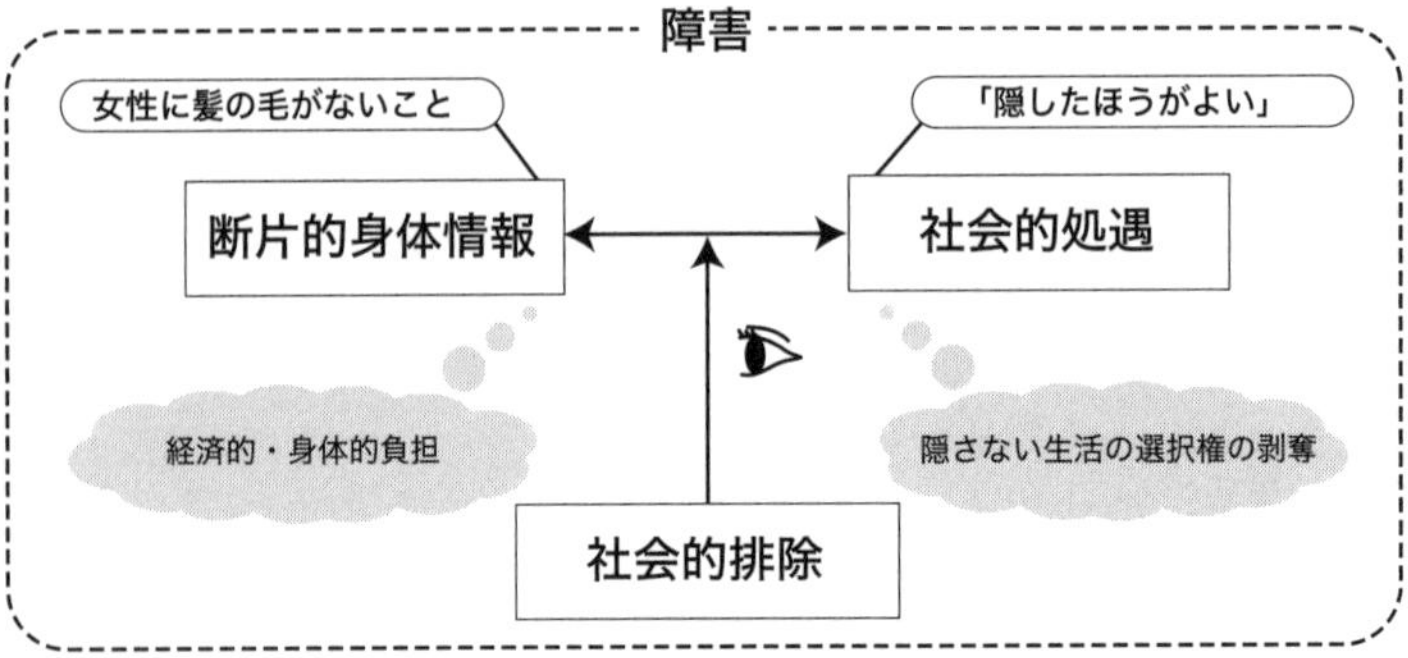

図 5-3「女性に髪がないこと」という障害（榊原 2016: 147 をもとに筆者が作成した）

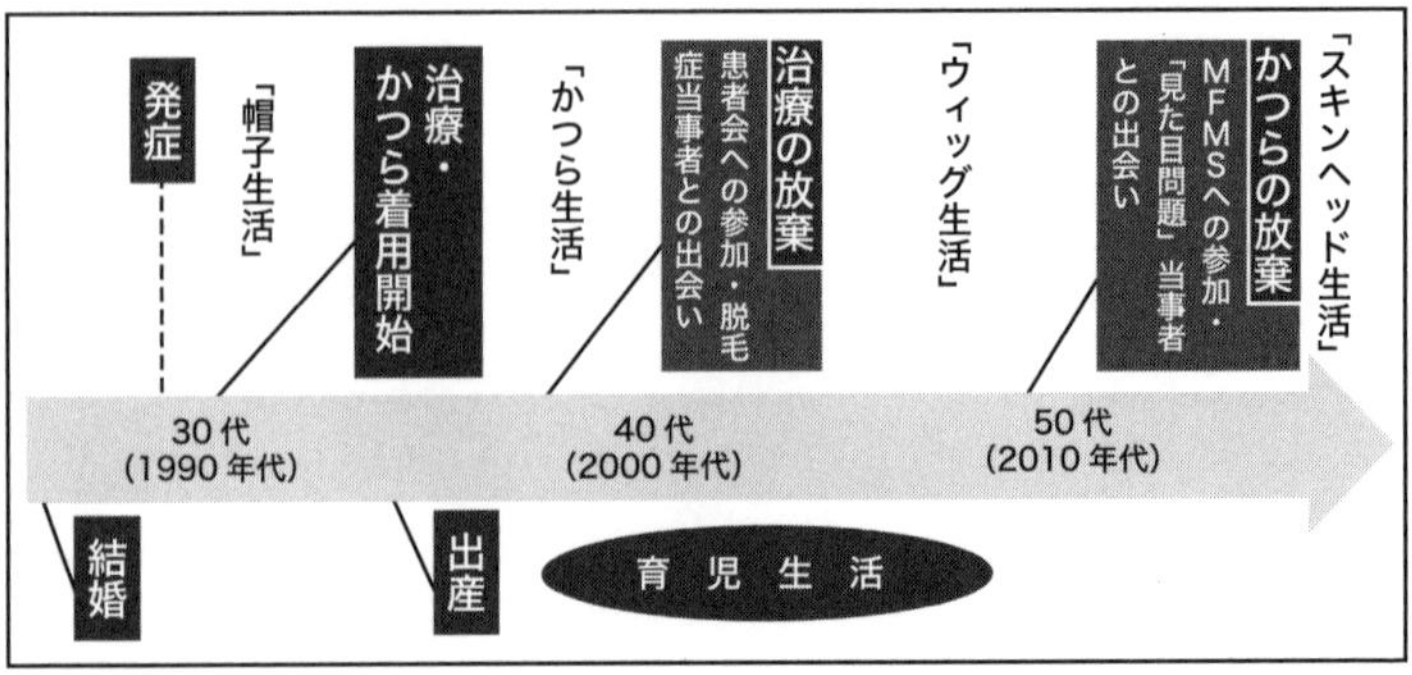

図 5-4　ライフコースの変遷にともなう対処戦略の変化

社会学者の榊原賢二郎（2016）は、障害を「断片的身体情報と社会的処遇の関係に帰責された社会的排除」（榊原 2016: 146）と定義し、社会的排除を社会参加における自由の制約として捉えている。この観点からみると、髪をもたない由利子さんが何を障害として経験していたかが明らかとなる。つまり彼女は、発症してからのおよそ一五年間継続していた「隠す生活」において、「女性に髪がないこと（＝断片的身体情報）」を隠すこと（＝社会的処遇）により、社会参加における自由の制約（＝社会的排除）を経験していた。さらにそこで経験されていた社会的排除は、彼女のライフコースに影響を及ぼすだけでなく、ともに暮らす家族や家庭生活にも影響していた。そこで彼女は、家庭生活を維持しながら、家族とともに社会とつながって生きるために、「隠す生活」から「隠さない生活」へと、対処戦略を変化させていたのである（図5‐3・図5‐4）。

先述のように、髪をもたない女性たちの多くは、「ウィッグ生活」を対処戦略としている。その背景には、第2章で述べたように、パッシングそれ自体の意味づけを変化させることによって、パッシングにともなう自由の制約をこの社会のジェンダー役割のもとで女性一般が感じる「生きづらさ」へと意味転換させ、その一部を軽減／解消させせられるからである。つまり彼女たちは、「病気にかかった特別な人がすること」ではなく、「女性が行うおしゃれや身だしなみ」としてかつらを着用し、そのことを通じて「女らしさ」のイメージを引き受け、それにともなう「生きづらさ」を軽減／解消させている。したがって、かつらの着用にともなう問題経験は、多くの女性たちが日常的に感じている「身だしなみやおしゃれの面倒さ」の文脈で捉えられることによって問題化されない。そうした意味付与のもとでは、パッシングにともなう問題は「病気」や「障害」としては同定されにくくなる。

対して、運動体に携わりながらクレイム申し立て活動を行う由利子さんは、その理由について次のように語った。

由：おおげさに言えば、女性にも禿げる権利が欲しい。

＊：あーなるほど、そうかそうか。

由：男性には堂々と禿げる権利があるやん。たとえば六〇歳、七〇歳になったら、みんなここ［額を指さしながら］が後退してきたら、バーコードにしたり、好きな髪型にしたり、かつらをかぶりたい人はかぶってるかもしれないけど、男の人はある程度、加齢……若い人でもそうだけど、堂々と禿げれるやん。それを笑い者にする人もおるし、自分で自虐にする人もおるし、いろんな……でも、女の人は何歳になっても禿げれないんだよ、いまの世の中。（中略）おしゃれウィッグどんどんやってるじゃんいま、コマーシャルも。で、みんな買うんだわ、少しでも薄くなってきたら。

＊：あー薄いのもだめなんですよね。隠さなきゃいけないものだってなってる。

由：そうー。薄くなったら薄くなったで良かったんよー。いまの人ってさー、すごくさー、それでもきれいでいなくちゃいけないしー、ふさふさなわけないやん、そんなー。
＊：うんうん、ありえないですよね。
由：ありえないよー。でもさあ、世の中アンチエイジングだしー、あんな便利な乗っけるもん［加齢による薄毛や脱毛のための部分かつら］とかできてるから（笑）（中略）あんなに需要があるっていうことは……何歳になっても女の人は禿げれない……だから禿げる権利が欲しい、おおげさに言えば。

（二〇一四年四月二八日・TS集四三頁一一行目～四四頁一一行目）

「女性にも禿げる権利が欲しい」と語る彼女は、髪をもたない女性たちの「生きづらさ」は個人の側の問題ではなく社会の側の問題であると、問題の所在を位置づけなおしていた。そして彼女が、かつらの着用をやめ、「隠さない生活」を選択し得ていたのは、その選択をした時点で彼女がすでに、結婚、出産、子育てという、典型的なジェンダー役割に結びつけられたライフイベントを達成していたからであった。逆にいえば、未婚期や子どもが幼い時期には「禿げる権利」を行使しにくい。彼女はそのことに自覚的であり、であるがゆえに、「隠さない生活」を手に入れた現在でも、「実名・顔出し」ができる数少ない当事者の女性の一人として、「女性にも禿げる権利が欲しい」と啓発活動に携わっているのである。

■註

1　二〇一三年二月八日のフィールドノートをもとに記述した。

2　二〇一四年四月五日のフィールドノートをもとに記述した。

3　由利子さん、夫、息子への個別インタビューの詳細は、以下の通りである。由利子さんへのインタビューは、二〇一四年四月二八日と二〇一七年一月二一日に、それぞれ大阪府内の喫茶店と由利子さんの自宅で行った。所要時間はともに二時間半である。夫へのインタビューは、二〇一五年二月二二日と二〇一六年八月二〇日に大阪府内の喫茶店で行った。所要時間はいずれも一時間である。息子へのインタビューは、二〇一五年六月二一日に大阪府内の由利子さんの自宅で行った。所要時間は一時間である。インタビュー・データはすべて本人の許可を得てＩＣレコーダーに録音し、後日文字に起こした。

4　由利子さんは、二〇二三年七月現在も連載を継続している（全五四回）。本章では、基礎論文（吉村 2019）校了時点の二〇一七年九月までの連載を分析の対象としている。

終章

髪をもたない女性たちの多様な意味世界に接近するために

1　本書で得られた知見

本書では、髪をもたない女性たちの「生きづらさ」とそれを軽減／解消しうる対処戦略について検討してきた。本節ではまず、各章で得られた知見を整理したい。

第1章では、髪をもたない女性たちの問題経験の語りの検討を通して、彼女たちの「生きづらさ」とは、「女性が髪をもたないこと」への対処の過程で生じる問題経験であることが明らかとなった。

　西倉の整理によると、彼女たちの「生きづらさ」は「後発的問題経験」（西倉 2009: 266-7）であるが、とりわけかつらの着用というパッシングに固有の問題経験として、身体的苦痛と経済的負担とがあり、それらは彼女たちの日常生活に支障をきたすだけでなく、希望する職業をあきらめたり、かつらとばれないように転職を余儀なくされるなど、人生選択やライフコースにも大きな影響を及ぼしていた。またそれらの問題経験は、当人に対してだけでなく、ともに暮らす家族や家庭生活にも影響を及ぼしていた。

　後発的問題経験はパッシングという対処法をとっている限り必然的に帰結されると指摘されているが（西倉 2009: 270）、本調査協力者の多くはパッシングを続けながらも、「いまはもう生きづらさを感じない」「乗り越えた」と語り、それぞれがより楽に、より快適に生活することのできる方法を通して、「生きづらさ」を軽減／解消させていた。

　第2章では、そのように語る女性たちのほとんどが採用していた「ウィッグ生活」という対処戦略について、AさんとBさんのライフストーリーをもとに検討した。その結果、「ウィッグ生活」という対処戦略は、治療の放棄を契機として、髪がないことを「治さなくていいもの（≠損傷：impairment）」と意味づけ直し、身だしなみやおしゃれに配慮する「女らしさ」の主体的実践としてかつらを着用することで、「生きづらさ」を軽減／解消しうることが明らかとなった。

この「ウィッグ生活」という対処戦略は、先天性脱毛症、円形脱毛症、抜毛症によって髪がない女性たちだけでなく、抗がん剤治療によって脱毛した女性たち（医原性脱毛症）にも支持されている対処戦略である（国立がん研究センター研究開発費がん患者の外見支援に関するガイドラインの構築に向けた研究班編 2016; 野澤・藤間編 2017; 鈴木 2015; 分田 2018）。このように当事者コミュニティにおいて「ウィッグ生活」が支持されるのは、この対処戦略が、女性にとって髪は重要であり、さらに女性は身だしなみやおしゃれに配慮することが「よいこと」とされる「マスター・ナラティブ（ドミナント・ストーリー）」（桜井 2012: 36）と親和的であることを指摘した。それをふまえたうえで、第3章から第5章では、「ウィッグ生活」とは異なる対処戦略に注目し、それらがいかに機能しうるのかを、さまざまな資料を用いて再構成したライフストーリーをもとに検討した。

第3章では、当事者の抱える「生きづらさ」は個人的問題ではなく社会問題であると「声」をあげ、当事者の会を立ち上げたCさんのライフストーリーを検討した。彼女による「このゆびとまれ」という対処戦略は、他者／社会からは過小評価されやすい問題経験を当事者の会で共有することを通して、「生きづらさ」を軽減／解消させる方法であることが明らかとなった。

第4章では、当事者の会の現会長を務めながら、啓発活動の場面ではかつらを外し、髪をもたない姿を「さらす」信子さんのライフストーリーを検討した。その結果、「さらす」という対処戦略は、かつらを着用して生活する多くの当事者が、「面倒さ」をともなうことなく、髪がなくかつらを使用していることを「さらっと言う」ことができる社会の実現を目指しつつ、当事者である彼女自身もその「面倒さ」を回避し、「生きづらさ」を軽減／解消させる方法であることが明らかとなった。

第5章では、当事者の会の副会長を務めながら、かつらは使わずに生活している由利子さんのライフストーリーを検討した。由利子さんの「スキンヘッド生活」という対処戦略は、当事者である彼女自身が、パッシングにともなう「生きづらさ」から解放されるだけでなく、パッシングにともなう問題経験を最小化させることで、家庭生活を維持しながら、家族とともに社会とつながって生きることで、「生きづらさ」を軽減／解消させる方法であることが明らかとなった。

以下、これらの知見をより大きな社会学研究の文脈に位置づけ直しながら、本書の理論的貢献と実践的貢献について述べていくことにしたい。

2　本書の理論的貢献と実践的貢献

当事者コミュニティでのフィールドワークを通して出会った「いまはもう生きづらさを感じない」「乗り越えた」と語る女性たちが日常生活において採用していた対処戦略は、「ウィッグ生活」と「スキンヘッド生活」であった。両対処戦略は、パッシングによって生じる「生きづらさ」を軽減／解消させる方法として、パッシングをし続けて対処するか、パッシングをやめて対処するかという点で、大きく異なっている。

しかし議論を先取りすると、両対処戦略は髪をもたない女性の「生きづらさ」を軽減／解消しうるがゆえにあわせもつ共通点が二つある。以下ではこの点に注目しながら、第4章、第5章で検討した信子さんと由利子さんの事例をもとに、本書の理論的貢献について述べていく。

先述のように、信子さんと由利子さんはいずれも、当事者の抱える「生きづらさ」は個人的問題ではなく社会問題であると同定し、運動体に携わりながらクレイム申し立て活動を行っている点で共通しているが、彼女たちがアクティヴィストとして主張する内容と日常生活で採用している対処戦略とはそれぞれ異なる。信子さんが髪をもたない姿を「さらす」のは啓発活動の場面だけで、日常生活では「生きづらさ」を他者／社会に積極的に訴えかけることなく「ウィッグ生活」を送っている。対して由利子さんは、啓発活動の場面では「女性にも禿げる権利が欲しい」と訴える一方、日常生活では髪がないままの身体状態でも社会的障壁に遭遇することなく「スキンヘッド生活」を送っている。

ここで、彼女たちが日常生活で採用している「ウィッグ生活」と「スキンヘッド生活」を比較してみると、これらは次の二つの点で異なる特徴をもつ。

第一は、パッシングにともなう「生きづらさ」を軽減／解消させる方法として、パッシングをするかしないかという点である。信子さんの場合、パッシングをしないのは啓発活動の場面だけで、日常生活ではパッシングをしているのに対し、由利子さんは日常生活でもパッシングをしていない。第二は、彼女たちの主張において、「生きづらさ」の問題の所在が、個人の側に置かれるか、社会の側に置かれるかという点である。信子さんの場合、「生きづらさ」の問題の所在は、社会に広く正しく知られていない「病気」であると主張されるのに対し、由利子さんの場合は、女性が髪をもたないままの身体状態で社会参加するときに生じる社会的障壁、すなわち「障害」であると主張される。

これらの点をふまえると、パッシングをするかしないか、「生きづらさ」を個人の属性と捉えるか社会的障壁と捉えるかという二項対立的なものの見方では、彼女たちの事例を十分に解釈したとはいえないだろう。彼女たちの生きられた経験を通して、両対処戦略のもつ機能をより丁寧に解釈しようとしたとき、有用性を発揮するのが「障害社会学」（榊原編 2019）という視座である。

障害社会学は、「社会構造や常識に対する反省」（榊原 2019a: iii）をその核とする比較的新しい学問領域であり、その誕生の背景には、障害学とその主流的視角とされてきた障害の社会モデルに対する「反省」がある。

広く知られているように、障害の社会モデルは、「損傷：impairment」それ自体ではなく、それにともなう「社会的障壁：disability」に照準した点で革新的であり、理論面だけでなく実践面においても大きな影響を与え続けてきた（杉野 2007）。その成果のひとつに、「国連・障害者権利条約」（二〇〇六年採択・二〇〇八年発行・日本は二〇一四年批准）があり、日本では二〇一六年に施行された「障害者差別解消法」（「障害を理由とする差別の解消の推進に関する法律」）もまた、社会モデルの実践面における大きな成果といえるだろう。しかしその一方、障害の社会モデルは、損傷とは何か、障害者とは誰かという問いに対しては、十分な答えを用意してこなかった（榊原 2019a: iii）。

とりわけ髪のあるなしと同様、あざやアルビノなど、先天的・後天的な疾患やけがによって外見が「ふつう」とは異なる人びとの「生きづらさ」は、身体機能上の障害をもつ人びととの比較の文脈で過小評価され、社会問題としては認識されづらい状況がある（矢吹 2016）。こうしたなか、当事者の抱える「生きづらさ」は「障害」であるという主張もなされてきた（西倉 2011）。このような主張は、当事者の抱える「生きづらさ」の問題の所在を個人の属性ではなく社会的障壁と位置づけている点で、障害学、ならびに、社会モデル的障害観と親和的である。

しかし障害の社会モデルの視点から「ウィッグ生活」と「スキンヘッド生活」を捉えてみると、両者のあいだに過剰な分割線を持ち込んでしまうことは明らかである。なぜなら「ウィッグ生活」は、医学モデル的言説からは離れているものの、パッシングにともなう「生きづらさ」を個人的対処によって軽減／解消させていることによる。先述のように、「ウィッグ生活」を対処戦略としている当事者の女性たちの多くは、パッシングにともなう「生きづらさ」を、多くの女性が日常的に感じているおしゃれや身だしなみの面倒さの文脈で捉えており、そうした意味付与のもとでは、「生きづらさ」は個人的問題と捉えられ、社会問題としては同定されにくい。

この点をふまえると、信子さんと由利子さんの事例は稀であり、その特異性は、当事者の会の現会長・現副会長であるという彼女たちの肩書きが正当性を与えているようにもみえる。しかしライフストーリーの検討を通して明らかなように、彼女たちもまた、発症以降、数十年の長きにわたり送っていた「カツラ生活」において、大きな「生きづらさ」を経験していた。また先述のように、彼女たちは常に運動をしているわけではなく、それぞれの日常生活は非運動的である。

つまり、ここで改めて強調しておきたいのは、彼女たちのアイデンティティは、「脱毛症の当事者の女性としてクレイム申し立て活動を積極的に行うアクティヴィスト」だけではないということである。本書では、彼女たちは何よりも人間という社会的存在であり、可変的、且つ、流動的で、さまざまな属性とともに生きる、一生活者であるという点に注目したい。

障害の社会モデルが照射しうるのは、アクティヴィストとして活動する現在の彼女たちの姿だろう。しかし既存の障害学、ならびに障害の社会モデルの視点では、彼女たちが「いまはもう生きづらさを感じない」「乗り越えた」と語る「いま‐ここ」に至るまでのライフコースの変遷過程にともなうさまざまな人生経験に照準できないという陥穽がある。

対して障害社会学は、障害について扱う連字符社会学としての立ち位置にある。このように、運動的な障害学とはあえて異なるポジションをとることで、社会モデル的障害観では対立関係に配置されてきた医学や医療のプラス・マイナス両面に目配りしながら、損傷や障害を位置づけ直すことを可能とする。また、運動に携わるアクティヴィストとしての特権的な語りだけでなく、生活者としての一個人のライフコースにも目配りしながら、彼女たちの発症以降の経験を知る他者の視点や語り、他者との関係性も検討の対象としうる。さらに、損傷や障害概念それ自体についても、損傷の同定やスティグマ化の問題を回避しつつ、ラディカルに問い直すことができる。そのことは、たとえば、軽度の身体機能上の障害や（秋風 2013）、進行性の障害とともに生きる人びとの経験と同様（石島 2019）、これまで社会問題としては同定されづらく、障害現象のいわばグレーゾーンに位置づけられてきた髪をもたない女性たちの生きられた経験を焦点化し、社会学的にアプローチすることを可能とする。このように障害社会学という視座は、社会モデル対医学モデル（個人モデル）、運動対非運動、当事者対非当事者というような、敵対的で二項対立的なものの見方に縛られることなく、損傷や障害をめぐる人びとの多様な意味づけに着眼しながら、損傷や障害とともに生きる人びとの意味世界をより幅広い文脈で社会学的に探求することのできるひとつの学問領域なのである（榊原 2019a, 2019b）。

この視座から、信子さんと由利子さんのライフストーリーを捉え直してみると、「ウィッグ生活」と「スキンヘッド生活」という両対処戦略に、パッシングを意味転換していた時期という共通点を見出すことができる。そのことは、パッシングをするかしないか、「生きづらさ」の問題の所在を個人的問題と意味づけるか社会問題と意味づけるかという、二項対立的なものの見方を越えて、髪をもたない女性たちに対し、「生きづらさ」を軽減／解消しうる対処戦略の選択肢を提供しうる。

このように、これまでの障害学、ならびに障害の社会モデルでは焦点化されづらかった新たなフィールドを焦点化し、髪をもたない女性たちの多様な意味世界の一端を描き出したことは、本書の理論的貢献であるといえるだろう。

さらに、障害社会学の視座から「ウィッグ生活」と「スキンヘッド生活」を捉えると、両対処戦略がもつ、もうひとつの共通点が明らかとなる。それは、いずれの対処戦略も、「女性に髪があるのは自然であたりまえ」という〝常識〟のもとで機能しうることである。彼女たちは、女性の髪をめぐる〝常識〟を見据え、相対化したうえで、それぞれの対処戦略を巧みに使いこなしながら、この社会をしなやかに生き抜いていた。

この点に関することとして、当事者運動に受け継がれていることを付言しておきたい。第3章で述べたように、当事者運動の発足契機となったCさんの「声」はマスコミを介して全国に広まり、日本各地で孤立していた当事者を呼び集めた。岡知史の整理によると、彼女の「声」によって結成された当事者の会は、「類型Ⅲ」の「マスコミを媒介にしたもの」に該当し、「類型Ⅲのグループが現れるには、マスコミが市民の『声』を載せることが必要である」（岡 2000: 93）。

この指摘をふまえると、これまでメディアで取り上げられ、注目を集めてきたのは、公衆の面前でかつらを外した髪をもたない女性たちの姿であり、そこで強調されてきたのは、「女のいのち」といわれる髪を失った女性のつらさや悲しみであったといえるだろう。しかし第1章で確認したように、髪をもたない女性たちの「生きづらさ」は、髪がないことへの対処の過程で生じていることは、改めて強調しておきたい。

以上から、本書で得られた知見は、女性が髪をもたないことに対する限られたものの見方を押し広げると同時に、女性の生き方におけるQOL向上の方途を探る可能性を有している。既存のフェミニズム、ジェンダー研究では、髪をもたない女性たちの生きられた経験は検討の対象とされてこなかったが、本書で得られた知見は、その蓄積に貢献しうるものといえるだろう。

また同時に、これまで焦点化されづらかった髪をもたない女性たちの生活世界に降り立ち、彼女たちの多様なライフストーリーを描き出し、現在・未来の当事者とその家族にとって、参照可能なストラテジーの蓄積に役立つという点で、本書で得られた知見は、実践的貢献も果たしている。特に、パッシングによって生じる「生きづらさ」を軽減／解消しうる対処戦略の選択肢を提示し得たことは、その多くが「カツラを身にまとい、息を殺して生きている」（石井 2001: 105）髪をもたない女性たちに対し、年齢やライフステージの変化に応じつつ、自らが望む生き方に合った対処戦略を主体的に選び取ることのできる可能性を押し広げたといえるだろう。

3 おわりに——今後の課題と展望

最後に、近年の動向として、髪をもたない女性たちによる運動が活発化していることに触れておきたい。とりわけ二〇一〇年代後半以降は、「Alopecia Style Project Japan（ＡＳＰＪ）」「先天性乏毛症・縮毛症ネットワーク（冠花の会）」「ハゲ一〇〇人で踊るプロジェクト（ハゲプロ）」「薄毛女子の会（すげじょ会）」など、さまざまに名づけられた当事者の会が新たに続々と発足し、活動の様子がメディアやＳＮＳを通じて拡散したことで、髪をもたない女性たちが多様に生きる姿は広まりつつある[1]。

このように、これまで当事者運動が展開された当事者の会とは異なる場所で、新たな当事者同士のネットワークが結成されており、「女性が髪をもたないこと」に対する認識はより多様化している。本書で得られた知見をふまえれば、髪をもたない女性たちのアイデンティティ・ポリティクスは、「女性に髪があるのは自然であたりまえ」「女性の髪は美しいほうが望ましい」という根強い常識的知の問い直し作業の先に、結実の可能性を秘めており、近年の新しい動向は、そうした実践ともいえるのではないだろうか。彼女たちが語り始めたストーリーが、これからの社会をどのように変容させていくのか。その検討作業は、今後の課題としたい。

■註

1　具体的な活動の内容としては、髪をもたない自らの身体を被写体にした写真展や、かつらを脱いでダンスやミュージカルをパフォーマンスするイベント、スキンヘッドにウエディングドレス姿で「髪を失った私を愛します」と宣言するセレモニーの開催などがある（張 2019; 岩井 2019; 菊池 2019; 佐藤 2019a, 2019b, 2019c, 2019d, 2019e; 白川 2019; 署名なし 2019a, 2019b; 多鹿 2018; 寺尾 2017）。

補論1

「髪の喪失」を問う

1 はじめに

「髪の喪失」と聞いて何を思い浮かべますか？　多くの人は、「ハゲ」という言葉を連想するのではないかと思います。「ハゲ」とは、正常な状態でも抜けては生えるを繰り返している髪が、なんらかの原因によって過度に抜け落ちる症状をさし、医学では脱毛症という病理に位置づけられています。脱毛の原因は、加齢、ホルモンバランスの崩れ、過労やストレス、免疫不全、抗がん剤に代表される薬物の副作用などさまざまです。しかし、「一〇円ハゲ」という俗称で知られる円形脱毛症の原因は、現代医学においてもいまだ解明されていません。「円形」

という名称ゆえに、一般的に軽度の疾患として認知されていますが、重症の場合には、眉毛、まつ毛、体毛を含めた全身の毛が抜け落ちます。治療法は確立されつつあるものの、特効薬はなく、難治の病とされています（荒瀬他 2010）。

さて、私は髪がなく、スキンヘッドで、ウィッグを着用して生活しています。医学的には、重度の円形脱毛症当事者です。七歳のときに、肩ほどまでに伸ばしていた髪が抜け始め、発症後一年も経たないうちにすべて抜け落ちました。小学校の中学年頃までは、母親に連れられ皮膚科に通院し、塗薬、紫外線、ドライアイス、鍼灸などさまざまな治療を受けました。しかし効果はなく、治療の際の痛み、治療にかかる費用や時間がもったいないという理由でやめました。それ以来、治療は受けていません。発症後半年でかつらの着用をはじめ、これまでのおよそ二〇年間、外出するときには必ずかつらをかぶっています。

現在私は、脱毛症によって髪を喪失した人々のライフストーリーの聞き取り調査を通して、社会学の視点から「髪の喪失」について研究しています。とはいえ、髪の喪失を焦点化した研究を行おうと「決意」したのは、二年前とつい最近のことでした。今年で博士課程在籍五年目になるのに、です。その一方で、学部の卒業論文、修士論文、そして現在に至るまでのあいだ、私は「髪」にこだわって研究を続けてきました（吉村 2008; 2010; 2011a; 2011b; 2013）。「髪がない」という私自身の当事者性を端として、これまで一貫して髪についての研究を行ってきたにもかかわらず、二年前までの私は、髪の喪失を研究課題として焦点化しなかった、というよりむしろできませんでした。私にとって髪の喪失と向き合うことは、非常に「しんどい」作業でした。しかし、これまでなぜそのようなしんどさを感じるのかについて、改めて考え直したことはありませんでした。そのしんどさとはなんだったのか、そのようなしんどさを感じつつも、なぜ私は髪の喪失と向き合おうとするのか、さらにそのしんどさはいかにして解消されつつあるのか。本稿ではこれらの問いについて、これまでの「私」を振り返りながら、障害学との出会いをひとつの転機として書き綴ってみたいと思います。

2　なぜ、私は「違和」を感じるのか——「問題がない」という問題

このようなことから書き始めるのはひどく恥ずかしいのですが、調査を始める二〇一二年まで、私が認識している「私」は、「七歳の時に突然髪が抜け出してスキンヘッドになり、それ以来かつらをかぶって生活している女の子」程度のものでしかありませんでした。私の体型は、「平均的な二〇代女性」のそれに比べれば身長・体重ともに「やや小柄」であり、かつらをか

ぶっている「外向け」の「私」の容姿に対しては、「かわいい」「きれい」「すてき」などと他者から評価されることの方がおそらく多かったように思います。頭髪だけでなく体毛もほとんどないため、世の多くの女性が苦心する「むだ毛」処理をする必要のない私の「すべすべの肌」に対しては、周囲の女友だちから羡望の眼差しさえ浴びることもありました。眉毛やまつ毛がなくても、メイクでカモフラージュすることができました。

とりわけ、私がメイクを覚え始めた二〇〇〇年代初頭、若い女性のあいだでは「茶髪」や「盛り髪」が流行し、カラーリング、エクステンション（つけ毛）、「ファッション・ウィッグ」（おしゃれ用カツラ）、「つけま」（つけまつ毛）で身体を加工・装飾することは「おしゃれ」で「かわいい」というコンセンサスが定着しつつありました。そのような時流の中で、かつらをかぶったり、つけまつ毛をつけたりすることは、逸脱的行為ではありませんでした。したがって、私にとって外出前にウィッグやメイクで装うことは、社会から期待された「女らしい」役割を果たすことでもあり、それを疑問視することはありませんでした。むしろ私は、装うことで、「かわいい／きれい／すてき」と他者から評価されることに対して満足を覚え、そのような満足が得られるならば、それに向けての努力もけっして苦ではなく、むしろ「快／愉しみ」と感じていました。これがおよそ二〇年続いてきた私の日常であり、私はその日常に満足していたはずです。同時に、傍からは「問題がない」と思われていることにも安堵していました。

つまり、髪がないことが見た目の問題だけであるならば、「見かけ上」はとりたてて何も問題はなかったのです。髪や眉毛やまつ毛がなくても、かつらをかぶってメイクをすれば、「かわいいおしゃれな女の子」になることができたからです。とはいえ、私は言いようのない「違和」をずっと感じ続けていました。その違和は髪がないことに端を発している、という直感もありました。しかしそれは非常にあいまいで、果たして私の感じる違和は本当に存在するのか、それは私の主観的な身体感覚のひとつにすぎないのではないか、という思いもありました。それでもやはり、日常の中で多々感じるその違和は煩わしいものでした。どうにか解消したいと思い続けていました。なぜ違和を感じるのか、それが説明できないことに苛立ちを感じていました。

その苛立ちのせいか、一〇代の頃は些細なことで怒ったり、物を投げつけたり、暴言を吐いたりと、家族にあたることが多々ありました。学校や公共の場でそのようなことをすることはありませんでしたが、「外向けの私」（かつらをかぶり、「ふつう」の女の子、娘、生徒など）を演じ、帰宅した後はひどく疲れ、アンビバレントで、暴力的になりやすかったように思います。けれど、暴力で解決することはできませんでした。家族も、どうして私がそのような行動をとるのかわからない。暴言を吐き、泣き叫ぶ私を、押さえつけ、なだめることしかできません。時には、「何を怒っているのか、何に苛立っているのか、さやかが話してくれなければわからない、物に当たらないで言葉で話しなさい」と、叱責されました。しかしそういわれても、自分でも「私」が何に違和を感じ、苛立っているのかわからない。その違和や苛立ちはまさにカオスで、言語化することができなかったのです。

このように言語化することができなかった理由のひとつには、ながらくの間、私が髪をもたない「私」を「脱毛症の当事者」として自覚していなかったことが大いにあるでしょう。三年前までの私は、「髪がない＝病気」とは夢にも思っていなかったのです。これには少々説明が必要かもしれません。

話はさかのぼりますが、私は生後六か月のときに川崎病という心臓病を患いました。その当時の記憶はないのですが、つきっきりで看病にあたってくれた両親や祖母からは、発病後一年近くは入院生活を送っていたこと、入院中、何度も生死のはざまを行き来した（心肺停止になった）こと、一本五万円もする注射を何本も打ったことなど、「壮絶な」闘病生活を送ったことを聞いていました。また主治医からも、川崎病の後遺症として、動脈瘤という大きな血の塊が三個ある、だから過度な運動や長風呂はしないこと、太りすぎにも注意すること、という注意を受けていました。最近はまったくご無沙汰ですが、大学の学部生頃までは、年一回、心臓のエコーも定期的に受けていました。そして毎年、診断の結果は「何も問題はない」でした。日常生活で心臓病であることを意識させられることはなく（発作や胸の苦しさなどもほとんどない）、成人以降、心臓病だからといってお酒を控えたこともありません（むろん、飲みすぎに関しては苦言を呈されますが）。

幼児期に川崎病を患ったことは、髪の喪失に対するこれまでの私の認識を説明する上で避けて通ることのできない経験です。というのも、私は三年前まで、髪がないのは川崎病の後遺症だと思っていたからです。この認識には、幼い頃、母や祖母から「髪が抜けたのは川崎病の治療のときに使った強い薬のせいだ」と言われていたことも影響しているのでしょう。

したがって、髪がなく、スキンヘッドで、体毛もほとんど生えてこないという私の身体が「脱毛症」という病理を有していると知ったときには大変驚きました。それも、医師の診断を受けて気づいたわけではありません。いみじくも私は、大学院でお世話になっている社会学者の指導教授からそのような「診断」を受けたのです。

3　契機としての「診断」

そもそも私が社会学を専門とし始めたのは、博士課程に進学してからでした。その契機となったのは、学部時代から修士課程まで指導を受けていた日仏比較文学者の教授の退官でした。修士課程修了後、博士課程に進学するつもりではいたものの、他の大学院を受験する気もなく（そもそも修論を書き終えた時点で次に何がしたいのか、が見えていなかった）、同大学院内で、女性の生き方やジェンダーにこだわっていた私の指導にもっとも適した専門家は彼女しかいないだろう、という先生方のご判断もあって、家族社会学を専門とする現在の指導教授（以下、I教授）にお世話になることになったのです。

I教授は私の修論の副査でもあったので、当初から私が髪にこだわって研究をしていることは知っていました。ただ、なぜ私が髪にこだわっているのか、それがずっと疑問だったそうです。私が博士課程に進学して一年目、I教授は一年間の研究休暇で不在だったため、博論について具体的に相談するようになったのは、私が博士課程に進学して二年目、いまから三年前のことです。

三年前の春、いよいよ本格的に博論の指導を受け始めたある日、いつものようにI教授の研究室で教授の淹れてくれたコーヒーを飲みながら博論の方向性について話していたときのことです。いつになく「どんづまり」状態で、博論をどのように進めていけばよいのかわからず、悶々としながらコーヒーを飲んでいた私は、I教授から「なぜ、あなたはそんなに髪にこだわっているの?」と問いかけられたのです。即答できなかったのは、不意打ちの質問だったから、だけではないでしょう。私が言葉を詰まらせたのは、なぜ髪にこだわるのか、について私自身意識してこなかった/しないようにしてきたことがあったのだと思います。短い沈黙のあと、私が発した言葉は「たぶん…私には髪がないからだと思います」でした。I教授はしばらく黙っていました。これは後日談ですが、それまでI教授は、私が「おしゃれ好き」で、髪や服飾を通して文化を焦点化した研究を行いたいのだろうと思っていたそうです。そして私をそのように見ていたI教授は、驚きを露わにしながら「それって脱毛症っていうことでしょう?」と言ったのです。今度は私が驚く番でした。口から思わず出たのは、「え、脱毛症ですか?」でした。「そうよ、髪が抜けるのは脱毛症よ。調査しなくちゃいけないんだから、脱毛症の当事者の会みたいなのがきっとあるはずだから、それを見つけてアプローチしてきなさい」と、このようなことを言われました。I教授とのこのやりとりをきっかけに、私は髪の喪失を「脱毛症」として次第に意識化していったのです。

先述のように、学部の卒業論文、修士論文と、これまで一貫して髪にこだわってきた研究し続けてきた私には、髪とは一体何なのだろう、という知的好奇心がありました。いまふり返れば、それは確かに、髪がないという私自身の当事者性を端としていました。しかし、先述したようなI教授とのやりとりをする前の私にとって髪がないことは、けっして「問題」ではありませんでした。これまで述べてきたように、かつらをかぶりメイクをすれば、「見かけ上」は何も問題がなかったからです。

むしろ、それまで私の関心を惹いてやまなかったのは、髪そのものでした。髪とは一体何なのだろう、（私を含めた）世の人々はなぜこれほどまでに髪にこだわるのだろう。それを明らかにできれば、私がこれまで感じ続けてきた違和は解消されるだろう、と思っていました。だからこそ、髪に関する文献を片っ端から読み漁りました。私の卒業論文と修士論文は、文献研究を通して、社会文化学（とりわけ日仏比較文学）の視点から女性の髪の表象性について論じたものでした。それで、私の違和は解消されるはずでした。

しかし、必ずしもそうではなかったのです。修論を書き終えても、私は違和を感じ続けていました。そのような私を前にして、I教授は、論じるべきは「髪」そのものではなく、私自身がこれまで懐疑的に捉えることのなかった「私」を見つめ直すことだと「診断」したのです。いまにしてこの診断は、私がこれまで内包し続けていた違和を解消する最初の処方箋であったと同時に、社会学という新しい道に進む後押しでもあったことに気づかされます。

4 当事者との出会い

I教授の「診断」によって、髪の喪失こそが私の「原問題」(=初発の問い)であることをようやく認識した私は、教授の処方箋にしたがって、生まれてはじめてGoogleで「脱毛症」と検索をかけました。そうすると、わらわらと情報が出てきました。脱毛症についての医学的解説から病院紹介、脱毛症当事者のブログ、そして脱毛症当事者の会のホームページ。あった、と思いました。それが二〇一二年六月のことです。見つけるやいなや、事務局へ電話をかけました。緊張しながら、「私は当事者で、会に参加して当事者の方たちとお知り合いになりたいのですが……」と話したように記憶しています。すると、次回八月に会報『このゆびとまれ』の発送作業を事務局で行う予定で当事者も数十人集まる、ぜひ参加してみてください、とお返事を頂きました。それへの参加が、髪の喪失という同じ経験を有する脱毛症当事者とのはじめての出会いとなりました。

とはいえ、会に参加するにはとても勇気がいりました。いま思うと、それまで隠し続けてきた髪の喪失という私の原問題を直視することに、大きな不安があったのだと思います。しかしそれを契機として、次第に当事者たちとの交流を深め、聞き取り調査を開始しました。

これまでのおよそ二年間で聞き取り調査に協力してくれた当事者は四〇名（男女それぞれおよそ二〇名）です。男性に関しては、会員に芋づる式で紹介してもらったのですが、女性に関しては、会への参加を始めた二〇一二年の一〇月に、会報に掲載してもらった調査協力依頼に対して返信をくれた会員がそのほとんどでした。けれど正直なところ、調査を始めた頃の私は返信が来ることをあまり期待していませんでした。誰も話したがらないだろう、と思っていたのです。しかし、どうでしょう。次々とメールや手紙を介して返信が来るではありませんか。その返信の多くには、「私の経験で役に立つかはわからないけれど、これまで話す機会がなかったことだし、ぜひ話したい」と書かれていたのです。

5 「問題化」することの困難

このような経緯で調査を始めたわけですが、聞き取りを重ねていくうちに次第にわかったことは、私がそれまで悶々と感じてきた違和を感じるのは「私だけではない」ということでした。また、会に参加する脱毛症当事者の多くが、違和を感じるのは確かだが、現状「問題」はないはずなのに、どうしてそのような違和を感じるのかわからない、話せばすっきりするのかもしれないけれど、話せないというジレンマを抱えていることもまた明らかになってきました。特に、会報発送の作業に参加する当事者の多くは、当事者同士で語り合うことを通して、普段の生活では家族にも話せないことを語り合うことに意義を見出していました。しかし、そのような当事者は少数です。会員として属してはいるけれど、実際に当事者に会うのは「怖い」、話す「勇気/自信」がない、と感じている当事者の方が多いのが現状だと、会を運営する当事者のスタッフは語るのです。

さて、社会生活を送る上で、脱毛症当事者にはかつらを着用するかしないかという二つの大きな選択肢が用意されています。調査に協力してくれた当事者の多くはかつらを着用していました。きわめて少数ではありますが（女性は一人だけ）、かつらを着用しないで生活している当事者もいました。またかつらをかぶり始めた時期や、いつ、どのような場面で着脱しているかなどはさまざまでした（たとえば、脱毛症であることを、ともに暮らす家族にも話さず、家の中でもかつらをかぶっている当事者もいます）。

しかし、これまでの聞き取り調査を通してみると、かつらを着用してもしなくても、当事者たちは「しんどい」と語るのです。つまり、隠すこと（＝かつらの着用）によって「見かけ上」の問題は解決されます。「ふつう」の容姿を手に入れることで社会に参加できるようになる可能性は大いに開かれます。しかしながら、かつらの着用以後に新たな問題が生じてもいました（吉村 2013）。一方、かつらを着用しないという選択をした場合でも、禿頭／スキンヘッドに対する周囲の過剰な意味づけに依る「しんどさ」があるのです。たとえば、白血病なのか、ガンなのかと聞かれることが多いこと、それに対し、いちいちそうではないと説明をする必要に迫られること。あるいは、何かしらの主義主張を持った人物として特異な視線を向けられる、などです。

もちろん、女性の場合はおしゃれや身だしなみに配慮するのが「女らしい」という文化の影響もあって、かつらの着用を否定的にまなざされることは、男性に比べて少ないかもしれません。しかし、「髪は女のいのち」といわれる社会にあって、かつらを着用しないという選択がしづらい。それに対して、男性の場合では、かつらの着用によって隠すことが、「堂々としている」という「男らしさ」規範からの逸脱とみなされやすく、逆にかつらを着用しにくい……。このような性差もあるのですが、いずれにしても髪を喪失した人々は、かつらの着用によって、「髪がない」という事実を隠しても隠さなくても「生きづらい」という八方塞がりの現状を生きていました。私が調査を通して垣間見たのは、まさに「異化/同化」のはざまというグレーゾーンに生きる人々の姿だったのです。

さらに付言したいのは、軽度障害の人々の場合においてもそうであるように（田垣 2006，秋風 2008）、脱毛症当事者の多くは、重度の病気や障害のある人に比べたら、自分たちの抱えるつらさなんて大したことはない、と語ることです。つまり髪がない人々の抱える「しんどさ」は、当人によってすら過小評価されていたのです。したがって新たに浮上した大きな課題は、彼/彼女たちの抱える「しんどさ」が、社会/他者によってだけではなく、当人たち自身によっても過小評価されることによって、「問題」（クレイム）として成立しえない現状を、どう「問題化」していけばよいのか、ということでした。

6　転機としての障害学との出会い

　そのようなときに出会ったのが、障害学でした。調査をはじめて半年ほど経った頃だったと思います。髪の喪失とも共通点の多い異形の人々に関する先行研究を通してその存在を知りました。とはいえ、最初は「障害学」という名称に抵抗がありました。障害＝機能障害というイメージが強かったからです。「髪の喪失は障害ではない」、これが当初私の考えていたことでした。しかし障害学を知るにつれて、なぜこれまで、髪の喪失を端とする違和、そしてそれを抱えて生きるしんどさを「問題化」できなかったのか、その背景的要因が次第に焦点化されてきたのです。

　具体的にはこうです。これまで髪の喪失は、「身体の一部の異常や欠損」（＝インペアメント）と捉えられ、治療の対象に位置づけられてきました。いわゆる医学の枠組み（＝医学モデル）において捉えられてきたのです。この視点からだと、「髪の毛がないこと」は「治療すべきもの＝良くないもの」と捉えられることになります。さらに、とりわけ脱毛症の場合、完治療法が確立されていない現状においては、その症状を「隠す」という対処が施されることになります。しかしたとえば、異形の人々に関する研究（西倉 2009）やセクシュアル・マイノリティの人々に関する研究において既に多く指摘されているように、「隠す」ことは隠し事をしているという「負い目」や、ウソをついているという感覚をひき起こし、結果的に当人に「しんどさ」を抱かせます。

それでは、髪の喪失を障害学の視点から捉えるとどうでしょう。広く知られているように、障害学は「ディスアビリティ」という概念を打ち出すことによって、障害を持つ人々の問題の主たる解決の場所は身体そのものではなく、「社会的障壁」（＝ディスアビリティ）であるべきだと主張しました（石川・長瀬編 1999）。この視点を通してみると、脱毛症当事者の多くが語る「しんどさ」とは、髪の喪失が「身体の異常や欠落＝インペアメント」として捉えられ、「医療モデル」でしか語られてこなかったことに端を発していたことにようやく気づかされるのです。障害学との出会いは、私の抱えるしんどさを解消する第二の処方箋となったのです。

7　おわりに

確かに、髪の喪失は、「インペアメント」なのかもしれません。しかし、それを「克服する」

や「乗り越える」という表現には違和感があります。少なくとも私にとっては、髪がない身体とともに、一人の女性として「どう生きるか」、そのことのほうが問題でした。だからこそ、違和を無視したくなかった、できなかったのだと思います。隠して生きる、ということがまさに「しんどさ」の温床であり、そのしんどさとは何か、をあえて問い直すことが、しんどさを解消する方法でもあったのです。

付記：
本稿は、私が聖心女子大学大学院文学研究科社会文化学専攻博士後期課程に在籍五年目の二〇一四年一〇月末に執筆している。本文中、〇年前などの表記は、執筆当時のものである。

補論2

隠すでも、隠さないでもなく
パートナーとの日常生活を通して

1　はじめに――パートナーとの日常生活を描き出すということ

パートナーの矢吹康夫と私はこれまで、白皮症（アルビノ）、脱毛症（アロペシア）の人びとを主な対象に、ライフストーリーの聞き取り調査を行ってきた。

偶然にも、調査を始めた経緯は互いによく似ていた。それぞれの疾患の当事者でもある私たちは、ともに幼い頃から曖昧な生きづらさを抱えており、それはどうしたら解消できるのかと問い続けていた。この問いを明らかにしたいとあらゆる文献をあたってみたが、その答えをどこにも見つけることができなかった。そこで自分と同じ症状をもつ人と出会いたい、どうやって生きてきたのか話を聞きたいと考えた。このような、きわめて卑近な経験が調査を始めた動機だった。

その一方で、これまでのキャリアは互いに大きく異なる。彼が行ってきた調査の詳細については、『私がアルビノについて調べ考えて書いた本』（生活書院、2017）を参照されたいが、私たちが出会った二〇一三年時点で、彼はすでにアルビノに関する調査を終え、博士論文を書き上げていた。それまでの一〇年のあいだに、彼はアルビノ当事者とその家族のためのセルフ・ヘルプグループを立ち上げてその運営に携わり、けがや病気によって外見が「ふつう」とは異なる人びととの直面しやすい問題を「ユニークフェイス／見た目問題」と名付け、社会問題として啓発する団体にも参加し、実名・顔出しでメディア取材にも応じる「有名な」当事者だった。

対して私はというと、彼と出会うまで、「アルビノ」も「ユニークフェイス／見た目問題」も、その言葉の存在それ自体を知らず、頭髪を含めた全身の毛をほとんど持たない私自身が「脱毛症」という病気の当事者であるとの認識も希薄だった（補論1）。

当事者としても研究者としても、知識量、経験値ともに乏しく、「箱入り娘」として守り育てられた私にとって、調査をはじめて以降、とりわけ彼とともに暮らし始めた二〇一四年からの生活の変化は大きく、それはまさに激動だった。最初の数年はその変化に適応できず、深酒をし、泣きわめきながら彼を殴り蹴り、家具や食器を壊すなどの暴力をふるっていた。流血騒ぎを起こした日には自ら通報して、警察の世話になったほど状況は悪化した。二度とくり返したくない経験である。

私にとって彼は、重要な他者であると理解しているつもりではいた。しかしながらく私は、彼とともに暮らし生きることにどのような意味があるのか、うまく言語化できなかった。より正確には、深く考えようとしなかった。結婚適齢期のヘテロセクシュアルの男女が、将来をともに歩んでいこうとパートナーシップを結び、生活をともにすることは「あたりまえ」と疑わなかった。だがそのような私の認識は、彼との生活の場にたびたび激しい嵐を巻き起こしてしまった。

それが二〇二〇年現在、ようやく私は、「男女」や「夫婦」というカテゴリーを越えて、彼との日常生活がもつ意味を理解し、言語化しうるようになった。そのようないま、彼に感情をぶつけたり、暴力をふるうこともなくなった。猫二匹と子犬一匹を迎え入れ、団欒の時間を楽しむ余裕さえ生まれた。

パートナーとの日常生活という私的空間のエピソードを書き起こし、公的空間に送り出すことは、世の中では「告白」や「暴露」と注目されるのかもしれない。家庭内の話は他言したり、公にすべきではないというのが世の中の「常識」であり、人びとの「あたりまえ」なのかもしれない。だが以下本稿では、あたりまえを疑う社会学の視点から、「隠す」をキーワードに、これまでの私たちのストーリーを描き出していく。それが過剰に意味づけられることなく、読者の皆様と共有させていただくことができたなら、本稿の目的は達成されたといえるだろう。

2 出会い

私たちの出会いは、二〇一三年四月に開催された脱毛症の患者会主催の飲み会だった。当時の彼は、アルビノ固有の問題から「ユニークフェイス／見た目問題」へと調査の対象を広げていて、調査を目的に脱毛症の患者会とコンタクトをとっていた。飲み会の前日、私は患者会の会長を務める女性から、「明日は、やぶっきーっていうアルビノの研究者さんが来るから紹介するね」と連絡を受けていたのだが、当時の私はアルビノを知らず、また調べようともしなかった。

したがって会場の居酒屋に向かう途中、上野のアメ横近くの路上で彼を見つけた彼女が、「あ、やぶっきー！」と声をあげたときにはびっくりした。目の前に現れたのは、一八〇センチを優に超える身長で、髪は金色に輝き、サングラスをしていて（それが遮光眼鏡と知るのはずいぶんあとのことである）、よれて色の褪せた長袖のTシャツに裾の擦れたジーパンをはき、裸足に雪駄という、大柄で堂々とした風格の、いかにも「男らしい」男性だったからである。

対して私は、毛先をカールさせた栗色のセミロングのウィッグをかぶり、化粧をし、つけまつ毛とアクセサリーを身につけ、膝丈のワンピースに九センチヒールのパンプスをはいていた。当時の私が「女らしい」と思っていた恰好をしていた。

このように私たちは出会ったとき、外見が「ふつう」とは異なることに対して、まったく異なる方法で対処していた。彼はアルビノであることを隠さず、髪型や服装にもこだわらずにいたのに対して、私は脱毛症であることを隠し、髪型や服装をさまざまに工夫していた。また、アルビノ、脱毛症にともなうそれぞれの生きづらさについて、彼は社会問題と同定し、「声」にして発信していたのに対し、私はそれを個人的な問題と捉え、わざわざ「声」にする必要はないと考えていた。それは追って詳述するように、脱毛症にともなうこれまでの経験を語ることが、非常に困難だったことによる。とりわけ女性が髪の毛を失うという経験はタブー視されやすく、また髪の喪失と対処としてのかつらの着用は、「ハゲ」や「ヅラ」と嘲笑や蔑視の対象とされやすい社会のなかで、なぜわざわざその経験を語らなければならないのか、隠せば済む問題ではないか、と思っていた。

そのような私は、外見が「ふつう」とは異なることを隠さずに、彼はこれまで一体どう生きてきたのだろうかと強く興味を持った。研究者であるというが、どのような研究を、どのように進めているのかも知りたかった。そこで私から彼に連絡先の交換を申し出て、後日会う約束をし、社会学、障害学が専門であること、当事者研究をしていること、日本大学の好井裕明教授のゼミに参加していることを聞いた。ゼミは開かれているという。それならば是非参加させて欲しいと、彼に話を通してもらい、週に一回、ゼミで顔を合わせるようになった。出会いから一か月のことである。

当時二八歳だった私は、急いでいた。博士課程は三年目だというのに、博論は一文字も書けていない。研究者になりたいという志はあるが、査読論文は一本も通らない。彼に研究のノウハウを、論文を書くテクニックを教えてもらいたい、そう考えて彼に近づいた。だが彼は、ゼミが終わるとすぐに一人で帰ってしまう。積極的にコミュニケーションをとるタイプでもないらしい。お酒は好きだと聞いたから、それならば飲みに誘って話を聞こう、それが始まりだった。

3　事故

しかしその一方で、当時の私は、研究者になることをあきらめようかとも迷っていた。その背景には、もちろん自分の能力に自信を持てなかったことがあるが、それ以上に、調査、研究を行うことそれ自体に対して忌避感を覚えていたことがある。調査を始めたばかりの頃は、当事者としての私自身のこれまでの経験を思い出し語ることにさえ、大きな苦痛と困難をともなっていた。私にとって髪の喪失をめぐる経験はまさにトラウマで、脱毛症の女性たちの経験を聞き取った録音データを文字に起こす作業中は、何度も私自身の記憶と経験がフラッシュバックし、身体が震え、涙が出て、キーボードを打つ手が止まっていた。データから、離れたかった。

もうひとつの理由に、三〇代を目前に控え、早く結婚したい、子どもを産みたいと思っていたことがある。七歳のときに脱毛症を発症して以来、何よりも「ふつうの女性」のライフコースを辿ることを目標に生きてきた。交際九年目、同棲を始めて数か月だった当時の交際相手と結婚して家庭を築きたい。妻、母という、女性に期待された典型的なジェンダー役割を達成すること、それこそが、志望する職業に就くよりも手に入れたい夢だった。

それでも、小学校から大学院の博士後期課程に至るまでの二四年間をカトリックの女子校で過ごし、幼い頃からキリストの愛と奉仕の精神を学び育ったこともあり、自分の望む生き方を選び取ることだけを目的に研究を打ち切り、データをそのまま放置することに対しては罪悪感を覚えた。未熟な調査者からのインタビューの申し出を快く受け入れ、これまでの経験を丁寧に語ってくれた彼女たちの記憶と経験を投げ捨てることはできないと強く思い、論文化して発表することは使命とさえ感じていた。だがそのテクニックがなく、周りに相談できる人もいなかった。当時は、学会や研究会などのアカデミックな場面であっても、脱毛症の経験を話すことが困難で、自ら進んで意見交換の場に参加することができずにいた。相談できそうな人と思い当たったのは、調査フィールドが近く、同じように当事者研究をしているアルビノの研究者だった。

二〇一四年二月、彼を新宿の居酒屋に呼び出し、飲みながら相談に乗ってもらった。普段寡黙な彼は、お酒が入らないと研究の話も盛り上がらなかった。飲みが進むと、ケン・プラマーの本を読んでみたら、というアドバイスを貰えた。よしまずはそれを読んでみよう、さて帰ろうと二人で乗りこんだ雑居ビルの狭いエレベーターのなかで、「事故」は起こった(詳細は矢吹の検閲が入ったので伏せる)。

私にとってその出来事は、青天の霹靂であり、人生の転機だった。ぶっきらぼうで、他者と積極的に関わりを持とうとしない彼が、まさか接近してくるとは思わなかった。対してそのときの私は、当時の交際相手と結婚する日が早く来ることを待ち望み、左手の薬指には婚約指輪までつけていた。弱視の彼は、それに気づかなかったという。

当時交際していた相手とは、日本料理人の同い年の男性だった。二〇〇〇年代後半、まだスマートフォンなどなく、docomo の携帯電話は「i モード」通信だった時代、「出会い系サイト」を通じて知り合った。二〇歳のときだった。氏や育ち、学歴や外見のよしあしで選り好みされるのはいやだったが、恋愛というものを経験してみたかったので、つながりを求め探し見つけたのが彼だった。彼は高校卒業後に上京して職に就き、好きで得意とする料理の道で生きようと、早朝から深夜まで仕事に励んでいて、彼のその生き方に私は惹かれた。それぞれ料理人、研究者として進む道を尊重し、尊敬しあえる関係を時間をかけて築いた。

彼に髪の毛がないことを打ち明けたのは交際を始めて半年後、私がフランスに半年間の推薦留学をしていたときのことである。ワインに酔った勢いで、国際電話でそのことを伝えた。それくらい、離れていないと言えなかった。一人暮らしの彼の部屋でかつらを外し、タオルを巻いて過ごすようになったのはその六年後だった。私の寝相の悪さゆえ、寝ている間にタオルが外れていると聞いたが、彼は私に髪の毛がないことをまったく問題視しなかった。むしろ、私が彼の部屋で脱ぎ捨てた痛みかけのウィッグを実際にかぶり、「これ暑いしチクチクするじゃん。こんなのずっとかぶってたら具合いが悪くなるよ」と、「ウィッグあるある話」を共感してくれたほどだった。この人となら一緒に暮らしていけると思い、結婚を前提に同棲を始めようと決めた際、互いの家族にも会って挨拶をした。

けれど彼の家族を前に、髪の毛がなく、かつらをかぶっていると話すことはできなかった。いまは打ち明けるべきではない、打ち明ける必要もないと思った。研究者になることを目指していると伝えたが、具体的な研究の内容についても話さなかった。彼の家族は婚約を祝福し、彼は料理人として、私は研究者として大成することを応援してくれた。認めてくれたこと、ただそれがとても嬉しかった。だが隠し事をしたという負い目はあり、違和感が残った。彼の実家に滞在中は、曖昧な生きづらさを感じていた。

その違和感とは、曖昧な生きづらさとは一体何なのか、それがわからず、どうすれば解消できるのかと暗中模索していた当時、その突破口としてこの「事故」を利用するしかない、と思ってしまったのは私である。そのような私の選択に、「そんな無情な子に育てた覚えはない」と私の家族は非難轟々だったが、まったくそのとおりだと思う。交際相手にも落胆されたが、別れの申し出を受け入れ、研究を応援していると励ましの言葉をかけてくれたことには、感謝してもしきれない。「事故」から三週間後、私は「お鍋を一緒にしませんか」と自らネギを背負い、カセットコンロと土鍋まで持参して、矢吹の部屋に転がり込んだ。

4　静寂と嵐

当初彼は、なぜ私が帰らないのか不思議に思っていたという。しばらく私の様子を観察していたが、一旦外出後、折り畳み式の小さなテーブルとノートパソコンを持って再び部屋に戻ってきた私を見て、この子は本気でここに居座る気なのだという確信を得たそうだ。ずいぶん後になってから聞いた話である。

それくらい当時の私たちは、会話をしなかった。より正確には、彼がほとんど話さなかった。数少ない言葉のやりとりも、話しかけるのはもっぱら私であり、それへの応答も「ああ」「うん」などの相槌、あるいは短文だった。

互いに干渉せず、静寂のなかでそれぞれの研究に集中して取り組めるのは心地のよいことであり、そこはまさに私が求めていた生活空間だった。しかし、互いのことをよく知らないまま（私が一方的に）始めてしまった共同生活である。言葉のやりとりが皆無に等しかったことは、彼が何を考え、どう感じているのかがわからない、他者理解の困難という難題を引き起こした。さらに問題だったのは、彼が私の話に耳を傾けようとしないことだった。言葉のやりとりを通して相互に理解し合おうとしない人と、信頼関係を育むことはできない、パートナーシップは結べない。なぜ話をしようとしないのか、それがわからないという私の焦りは次第に怒りとなり、言葉を越えて、彼に対する暴力という形で表出した。

当初、彼はそのように怒りくるった私に対して、「お姫様は城（実家）に帰れ！」と声を荒げていた。おそらく実家の家族は娘の帰りを喜んで受け入れてくれただろうが、脱毛症の経験を隠さないで生きたいと思い始めたばかりの頃の私は、そこに居心地の悪さを感じた。実家には、髪の毛がない娘を守り育てるためにはかつらが必要で、その経験は家族一丸となって秘匿化したほうがよいとする価値規範がいまだ根強く息づいていた。二五年以上暮らしたその生活文化はなじみ深かったが、隠しながら生活することにともなう違和感や曖昧な生きづらさを感じ続けなければならない場所に、居続けるのは苦しかった。

それでも戻る場所がないというのが悔しくて、彼と暮らす部屋の玄関のドアを勢いよく閉めてタクシーに乗り込んだ夜もあった。だが二〇代の頃、学費と生活にかかるお金をどうにか稼ぐために一〇年以上続けていた家庭教師のアルバイトもその頃はすでに辞めており、収入は一銭もなく、残高不足でクレジットカードが切れなかったらどうしよう、タクシー代さえ払えないかもと怖気づいて、彼が生活費のすべてを支払ってくれているマンションの周りを一周し、ワンメーター分だけお金を払って降ろしてもらい、とぼとぼと部屋に戻っていた。

彼のことを理解したいと私が接近すればするほど、彼は私を避けていく。それに対して私が怒れば怒るほど、彼は萎縮して話さなくなっていく。この悪循環をどう解決できるのかと悩みに悩んだ数年は、まさに生き地獄だった。少なくとも私にとってこの問題は、生活空間を失うかもしれない、生き延びることができないかもしれないという点で死活問題だった。それでも私たちは、嵐が起こるたびに、必死に対話を重ね、次第に解決策を見出していった。そしてその作業は、私たち自身がながらく、「男らしさ／女らしさ」として内面化していた常識的価値規範の問い直しにつながっていく。

5　隠すでも、隠さないでもなく

彼と対話を重ねて気づいたこと、それは私たちがいかに、「男らしさ／女らしさ」を内面化し、その価値規範にもとづいて行動していたかである。私の場合は、慎み深くあり、仕事よりも家庭を優先して生きることを「女らしさ」と捉えていたのに対し、彼は寡黙でいて、何よりも仕事を優先して生きることを「男らしさ」と捉えていた。私たちが出会ったとき、外見が「ふつう」とは異なることによる曖昧な生きづらさに対して、「男らしさ／女らしさ」の構図にしっくり当てはまる対処戦略を採用していたことも頷ける。

しかし、私が博論を書き上げ、研究活動を通して生き続けていくためには、私自身がながく「あたりまえ」と捉え、疑おうとしなかった「女らしさ」を相対化する必要があった。そのとき、自身が内面化している「男らしさ」に気づこうとしない相手は、私にとって「最強のパートナー」ではなかった。

これまでの「私」の生き方が対照的であるからこそ、それぞれの特徴に、互いに気づき合うことができる。それを言語化し合うことは、「私」を相対化させる作業となり、それは当事者研究の促進力となりうる。互いに研究を推し進めていく私たちの日常生活は、「男女」でも「夫婦」でもなく、それぞれが一人の「人間」として自立し、この社会を生き続けていくための対処戦略になりうる。そのような記憶と経験を積み重ねてようやく私たちは、「最強のパートナー」になれるのではないだろうか。

最後に、隠すでも隠さないでもない、二項対立的なものの見方を越えた視点は、常識的な認識の仕方に揺さぶりをかけるものであり、それはそうした認識を内包する「私」自身をも揺さぶる。自著のあとがきで彼は、私との暮らしを「フィールドワーク」と称したが、実際はそんな生易しいものではなかった。二度と経験したくないこれまでのプロセスを言語化する作業には骨が折れたが、これまでの私たちのストーリーを「声」にし、共有することは、これからの私たちのストーリーを創り出す礎になるだろう。末筆ながら、このような機会を与えて下さった編集委員のみなさんと生活書院の高橋淳さんに心より御礼申し上げ、本稿を閉じることにしたい。

初出一覧

序　章　吉村さやか, 2019a,「髪の毛がない女性たちの経験に関する海外研究の検討」『ソシオロジクス』41: 1-6.

第１章　吉村さやか, 2018,「髪の毛がない女性たちの『生きづらさ』――脱毛症当事者の問題経験の語りから」『皮膚と美容』50（1）: 2-7.

第２章　吉村さやか, 2016a,「『カツラ』から『ウィッグ』へ――パッシングの意味転換によって解消される『生きづらさ』」『新社会学研究』1:119-36.

第３章　吉村さやか, 2020a,「髪をもたない女性たちのアイデンティティ・ポリティクス――当事者運動の黎明期に焦点を当てて」『社会学論叢』198（1）: 23-55.

第４章　吉村さやか, 2015,「なぜ彼女は『さらす』のか――髪を喪失した女性のライフストーリー」『日本オーラル・ヒストリー研究』11: 269-92.

第５章　吉村さやか, 2019b,「『女性に髪の毛がないこと』とは、どのような『障害』なのか――スキンヘッドで生活する脱毛症の女性を事例として」榊原賢二郎編, 2019,『障害社会学という視座――社会モデルから社会学的反省へ』新曜社, 1-35.

終　章　吉村さやか, 2020b,「『女性に髪がないこと』とパッシングの障害社会学――髪をもたない女性たちの『生きづらさ』への対処戦略の検討から」『解放社会学研究』34: 210-34.

補論１　吉村さやか, 2016b,「『髪の喪失』を問う」『障害学研究』11: 216-27.

補論２　吉村さやか, 2020c,「隠すでも、隠さないでもなく――パートナーとの日常生活を通して」「支援」編集委員会編『支援』10: 172-80.

あとがき

本書は、二〇二一年三月に日本大学大学院社会学科より博士号を授与された学位論文「髪のない女性たちの『生きづらさ』に関する社会学的考察――フィールドワークの経験を通して」を書籍化したものである。本書刊行に至るまでの研究遂行にあたっては、以下の競争的資金（給付型奨学金、研究助成）を得た。記して御礼申し上げたい。

二〇〇八年度・二〇一〇〜二〇一二年度　聖心女子大学大学院特別奨学金

二〇一四年度　聖心女子大学同窓会（宮代会）第四回さくら奨学金奨学生

二〇一七年度　竹村和子フェミニズム基金

二〇一八〜二〇二一年度　日本大学大学院博士後期課程奨励研究費

二〇一八〜二〇一九年度　日本大学文理学部奨学生

二〇二〇年度　日本大学大学院学術論文奨励助成金

二〇二〇年度　日本大学ロバート・F・ケネディ奨学金

二〇二〇〜二〇三二年度　日本学術振興会科学研究費助成事業特別研究員奨励費

改めて二〇二三年七月現在、「いま－ここ」の私が思い返せば、フィールドワークを始めた二〇一二年当時の「私」は、何不自由なく生きてきた「世間知らずのお嬢さま」だった。およそ一〇年の歳月を通して、それまで離れがたさを感じていた定位家族のもとを離れ、自分の足で地を踏み生きることの厳しさを学んだ。私の生まれ育った環境は、「恵まれている」と周囲からよく言われた。しかし髪をもたない私にとって、そこに息づくマスター・ナラティブ（ドミナント・ストーリー）は、パッシングに伴う問題経験を生起させるものであり、私はながらく「恵まれている」と認識することができなかった。

「脱（定位）家族」と叫びたくなり、実際に叫んだ。けれどそれは、私がこの社会を生き延びるために、かけられるだけの愛とお金を注ぎ、人生をかけ、私を守り育ててくれた家族とのつながりを断つことでもあった。

また、「脱（生殖）家族」と叫びもした。けれどそれは、私がこの社会を研究者として生きるために、二〇一四年以降サポートし続けてくれたパートナーとのつながりを断つことでもあった。またそのことは、パートナーとともにフィールドワークを行うことを通してこそ出会うことのできた「ユニークフェイス／見た目問題」当事者の「仲間たち」とのつながりを断つことでもあった。私自身が自らの生きられた経験を語るうえで避けることのできない、これら重要な他者の存在をどう理解し、どうすれば彼／彼女たちとつながり続けていくことができるのか。本書は、髪をもたない女性たちの「生きづらさ」を焦点化しているが、私にとってフィールドワークは、「当事者研究」(綾屋・熊谷 2008; 石原編 2013; 河崎 2002; 浦河べてるの家 2005)、ならびに「オートエスノグラフィー」（Adams, T.E., S. H Jones, C. Ellis 2015=2022; Elis and Bochner 2000=2006）という研究手法を通して、「髪をもたない」というひとつの属性をもつ女性が、他者／社会とつながりながら、どう生き続けられるのかという、「つながりの作法」（綾屋・熊谷 2010）を模索する作業でもあった。

本書の主な内容は、二度目の博士課程も三年目、ここは腹を括って書くしかないという一心で書きまとめたものである。執筆中は、何度も死にかけた。本当に、しんどかった。なぜなら本書を書き進めるには、「自分のバルネラビリティ（弱さ）をさらけ出し、見つめなおす」（Elis and Bochner 2000=2006: 152-3）作業が多分に必要とされたからである。しかし、フィールドワークを始めるまでの二五年間、秘匿化し、不問に付してきた「私」の経験を見つめ直す作業の積み重ねによって、本書は完成した。つまり調査者であり、書き手である私自身が、フィールドワークの経験をふり返り、そこで収集したデータを社会学の視点から考察し、記述する作業を通して、調査を始める前は「あたりまえ」と自明視していた「女性に髪があるのは自然であたりまえ」「女性の髪は美しいほうが望ましい」という常識的知を問い直し、「髪は女のいのち」ではないと、意味づけ直したのである。それは、調査を始める前の私が持ち得なかった、しかし、けっして「ないこと」にすることのできなかった、「髪をもたない女性（Hairless Woman）」という、私自身を構成するひとつの重要なアイデンティティを獲得する作業となった。

また同時に、本書の執筆作業を通して私は、「既存の支配文化がもってしまっているさまざまな位相や次元で息づいている差別なるもの、すなわち、他者理解を阻み、他者理解をより平板で硬直した脆いものにしてしまう常識的な知を批判し、私たちがより楽に生きることができるために、それらを変革することの意味を私たちに気づかせてくれるような力」（好井 2016: 20-1）を身につけ、鍛えることができたと思う。

これらを可能としたのは、フィールドワーク中、当事者、調査者としてだけでなく、「人」として未熟な私をエンパワーメントし続けてくださった方々のおかげです。最後に、一人一人のお名前をすべて挙げることはできませんが、改めて謝辞を述べたいと思います。

はじめに、これまで調査にご協力いただいたすべてのみなさんに深く御礼申し上げます。とりわけ、Aさん、Bさん、Cさん、Dさん、小豆さん、信子さん、由利子さん、由利子さんのご家族をはじめ、当事者とそのご家族のみなさんの「声」がなければ、本書は成立しませんでした。そして私自身、みなさんと出会い、語り合うことができなければ、「髪をもたないこと」に対する意味づけを変更できずに、ここまで生き続けることができなかったと思います。幾度にもわたる聞き取り調査にご協力いただき、本当にありがとうございました。

また、調査の実施に際しては、ひどりがもの会理事長の坪井良治先生、事務局長の山﨑明子さん、理事のみなさん、順天堂大学の植木理恵先生、国立がん研究センター室長の野澤桂子先生、ならびに、MFMS代表の外川浩子さん、チーフと理事のみなさん、そしてユニークフェイス研究所代表の石井政之さんに多大なるお力添えをいただきました。記して御礼申し上げるとともに、今後とも、何卒よろしくお願いいたします。

本書でくり返し述べてきたことではありますが、七歳のときから髪をもたず、その経験を秘匿化してきた私は、ながらく他者とのつながりづらさを感じ、社会に出ることを躊躇していました。そのような私を初等科から大学卒業に至るまで教え育ててくださったのは、聖心女子学院と聖心女子大学の先生方です。とくに学部卒業後、アカデミズムの世界に進むことを後押ししてくださったのは、三・四年ゼミ、ならびに同大学大学院社会文化学専攻博士前期課程の指導教授である金子美都子先生でした。金子先生のご指導を通して、第一次資料を収集するノウハウや、収集したデータを丁寧に読み解くテクニックを身につけることができました。また、同専攻博士後期課程に進学してからは、金子先生のご定年退職に伴い、指導教授を引き受けてくださった故・岩上真珠先生、副指導教授の菅原健介先生をはじめ、同専攻ご所属の先生方から、沢山のサポートとご助言をいただきました。とくに岩上先生からは、社会学、ライフコースの視点から、収集したデータを「鳥の目」で捉え、より俯瞰的に考察するテクニックを教えていただきました。本書では、岩上先生にご教示いただいたライフコースの視点を通して、当事者内部の多様性により接近することができました。

日本大学大学院社会学専攻博士後期課程に進学してからは、指導教授の好井裕明先生、副指導教授の石岡丈昇先生、中村英代先生をはじめ、同専攻ご所属の先生方、ならびに、博士論文の学外審査員をつとめてくださった早稲田大学の草柳千早先生に、熱心にご指導いただきました。また、日本ライフストーリー研究所所長の桜井厚先生、『新社会学研究』同人の先生方、『障害社会学という視座』執筆陣の先生方、ライフストーリー研究会（LS研）、ならびに、好井ゼミご参加の先輩方からも、教育的、且つ、実践的なコメントを数多く頂戴したことで、本研究の問題の所在を明確化し、質的調査・研究に邁進することができました。とくに調査実施のための研究助成を申請した際には、日本大学の久保田裕之先生と京都大学の藤間公太先生主催の「学振検討会」に参加し、学ばせていただいたことが、大いに役立ちました。また、博士論文の提出に際しては、社会学科元助手の梅村麦生先生、後藤美緒先生、畑山直子先生、山本めゆ先生に、迅速且つ精確な書類手続きのみならず、きめ細やかな精神的サポートもいただきました。とりわけ後者に関しては、学友、親友、家族、そしてパートナーにも、お礼を述べたいと思います。

聖心と日大の学友たちは、髪をもたない私を丸ごと受け入れ、支えてくれた存在です。とくに竹馬の友で、学部時代は一橋大学の町村敬志ゼミに所属していた松田東子さんは、私が一方的に送り付ける拙文に対して、毎回、とても丁寧な感想と励ましの言葉を送ってくれました。彼女の存在は、私にとって絶大な心の支えです。そして、両親の吉村敏雄と悦子、妹のまりや、ジョン、ナナ、クララ、ポンゴ、アンジェリーナ（歴代の愛犬たち）に対しては、言葉で言い表せないほどの感謝の思いを抱いています。対して、研究と仕事に明け暮れ、連絡不行届きで顔も見せない義理娘を、叱らずに見守ってくれているパートナーの両親、義理兄、義理姉とその家族には、感謝とともに、多分な申し訳なさを感じています。

二〇代のほとんどの時間をともに過ごした翔ちゃん、お元気でしょうか。いつか博士論文を書きあげて本にする、そのときに謝辞にあなたの名前を書くと話していたことを、覚えているでしょうか。八年間私を支えてくれたこと、そして研究を応援し続けてくれたこと、心から感謝しています。体に気をつけて、生きてください。

二八歳から現在までのパートナーである矢吹康夫さん、ジャスミンとハリー（愛猫）、パティ（愛犬）、いつも締め切りに追われ、情緒不安定な私を支えてくれてありがとうございます。愛しています。これからも全力で支えてください。よろしくお願いします。

そして、本書刊行に至るまで、私の家庭事情にも耳を傾け、未熟な原稿と向き合い、丁寧なコメントを送り続けてくださった生活書院の髙橋淳さんに、心から御礼申し上げます。「良い本にしましょう！」という髙橋さんのお言葉がけがなかったら、ここまで出版作業に向き合うことができませんでした。本当にありがとうございました。

また、現職場のみなさんにも深く御礼を申し上げます。とくに学科主任の山北輝裕先生、大学院専攻主任の犬飼裕一先生、同期助手の正木誠子先生には、日頃より沢山のサポートをいただいています。いつもきめ細やかな業務で支えてくださる社会学科事務室職員のみなさんにも、重ねて心から御礼申し上げます。

最後に、七歳の頃の私へ。ベッドのなかで、これからかつら代をどうすればいいんだろうと、半年に一度、家族に隠れて一人で泣いていたよね。夏のプールの授業はどうしよう、なんだか友達とうまく話せない、学校に行きたくない、かつらだと学校の授業に集中できない、とにかく疲れる…など、思うところがたくさんあったよね。それを誰かに話したいけれど話せなくて、共有できなくて、一人で苦しくなって、もうこんな人生やめてしまい、生きている意味が見いだせないと思うこともあったよね。だからこそ、三〇年後の私からあなたへ、本書を捧げます。髪をもたなくても、こんなにもいろんな生き方があるのだと、まずは知ってください。読めない漢字ばかり、わかりにくい文章ばかりで読めない、と思われるかもしれません。なんとなく内容がわかるようになってきても、自分はこうはなれない、この人の生き方は私とは違うと思い、イライラしたりするかもしれません。でも、あなたは私です。だから、まずは多様な他者のライフストーリーを読んで、人生にはいろんな選択肢があることを知るところから始めてみてほしいのです。そして、自分ならこう生きるだろうとか、こう生きてみたいとか、あなたの人生を、あなた好みに思い描いてみてほしいのです。あなたのことを一番に愛しているのは私です。他者の目におびえないで、自己否定感にさいなまされないで、私のことを信じてください。強調しておくと、あなたは何も悪くないです。悪いのは、髪をもたないあなたを「変な子」「かわいそうな子」「主義主張のある子」などと過剰に意味づける社会です。あなたが存在することには意味がある。だから、生き続けてください。未来で待っています。

二〇二三年七月三一日

吉村さやか

植木理恵, 2014,「脱毛症」『皮膚科の臨床』56（3）: 316-25.
浦河べてるの家, 2005,『べてるの家の「当事者研究」』医学書院.
Van Manen M., 1997, *Researching Lived Experience: Human Science for an Action Sensitive Pedagogy.*（= 2011, 村井尚子訳『生きられた経験の探究――人間科学がひらく感受性豊かな〈教育〉の世界』ゆみる出版.）
分田貴子, 2018,『女性のがんと外見ケア――治療中でも自分らしく』法研.
Weitz, R., 2005, *Rapunzel's Daughters: What Women's Hair Tells Us About Women's Lives,* New York: Farrar, Straus and Giroux.
矢吹康夫, 2016,「『ユニークフェイス』から『見た目問題』へ」好井裕明編『差別と排除の社会学（新版）』有斐閣, 213-28.
――――, 2017,『私がアルビノについて調べ考えて書いた本――当事者から始める社会学』生活書院.
山田富秋, 2020,『生きられた経験の社会学――当事者性・スティグマ・歴史』せりか書房.
好井裕明, 2006,『「あたりまえ」を疑う社会学――質的調査のセンス』光文社.
――――, 2014,『違和感から始まる社会学――日常性のフィールドワークへの招待』光文社.
――――, 2016,「排除と差別の社会学を考える2つの基本」好井裕明編『差別と排除の社会学（新版）』有斐閣, 3-22.
――――・桜井厚編, 2000,『フィールドワークの経験』せりか書房.
吉村さやか, 2008,「フランス服飾史にみる『髪』とモード――新奇性の追求」（2008年度聖心女子大学文学部卒業論文）.
――――, 2010,「20世紀初頭における文化的表象としての『髪』――『ギャルソンヌ』から『モダンガール』へ」（010年度聖心女子大学大学院文学研究科社会文化学専攻修士論文）.
――――, 2011a,「ヴィクトール・マルグリット著『ラ・ギャルソンヌ』La Garçonneの日本における受容とモダンガール」『日本比較文学会東京支部研究報告』8: 19-25.
――――, 2011b,「『断髪』と身体性」『聖心女子大学大学院論集』33 (2) : 152-70.
――――, 2013,「女性の『髪』の喪失――身体とジェンダー」『聖心女子大学大学院論集』35 (2) : 34-51.

※ウェブサイトは、すべて2020年3月15日閲覧。

（= 2015, 那須壽監訳『生活世界の構造』筑摩書房 .）
白川徹 , 2019,「写真展　病気で髪失った人の写真展　同じ悩みの人の励みに」『毎日新聞』2019 年 11 月 20 日（大分朝刊・21 面）.
杉野昭博 , 2007,『障害学——理論形成と射程』東京大学出版会 .
須長史生 , 1999,『ハゲを生きる——外見と男らしさの社会学』勁草書房 .
鈴木久美編 , 2015,『女性性を支えるがん看護』医学書院 .
社納葉子 , 1998,「髪を失った人たち——偏見と差別の淵から」『いのちジャーナル』47: 42-4.
Synnott, A., 1993, "Hair: Shame and Glory," *The Body Social: Symbolism, Self and Society*: New York: Routledge.（= 1997, 高橋勇夫訳「髪——恥と栄光」『ボディ・ソシアル——身体と感覚の社会学』筑摩書房 , 179-222.）
署名なし , 2019a,「髪失っても前向きに　脱毛症などの女性５人　式場で自身に手紙」『読売新聞』2019 年 7 月 19 日（東京朝刊・29 面）.
————, 2019b,「髪失った自分、愛し続ける　女性たちが宣誓、前橋の結婚式場でセレモニー」『朝日新聞』2019 年 9 月 13 日（群馬朝刊・21 面）.
田垣正晋編 , 2006,『障害・病いと「ふつう」のはざまで——軽度障害者どっちつかずのジレンマを語る』明石書店 .
多鹿ちなみ , 2018,「『一人じゃない』伝えたい　坂井で写真展　髪失った女性モデルに『ありのまま愛して』」2018 年 5 月 15 日（福井朝刊・20 面）.
丹野宗丈 , 2017,「脱毛、外出あきらめない　可愛く頭覆う、スカーフ好評　悩む女性が企業」『朝日新聞』2017 年 6 月 2 日（群馬朝刊・23 面）.
テレビ朝日『ニュースステーション』特集「子供の脱毛症——いじめを乗り越えるために」（1996 年 5 月 14 日放送・映像資料）.
寺尾佳恵 , 2017,「モデルは脱毛症の私　かつら専門店募集　3 人が撮影　『同じ悩みの人に勇気を』ブログに本音　交流が転機」『朝日新聞』5 月 15 日（東京夕刊・13 面）.
外川浩子 , 2010,「『見た目問題』とは」『マイ・フェイス』1: 3-5.
————, 2011,「『見た目問題』× 親子——思い合い、向き合って」『マイ・フェイス』6: 5-7.
坪井健・横田雅弘・工藤和宏編 , 2018,『ヒューマンライブラリー——多様性を育む「人を貸し出す図書館」の実践と研究』明石書店 .
坪井良治ほか , 2017,「日本皮膚科学会円形脱毛症診療ガイドライン 2017 年版」『日本皮膚科学会雑誌』127（13）: 2741-62.

青木書店 .)

Plummer, K., 1983, *Documents of Life: An Introduction to the Problems and Literature of a Humanistic Method,* London: George Allen & Unwin.（= 1991, 原田勝弘・川合隆男・下田平裕身訳『生活記録の社会学——方法としての生活史研究案内』光生館 .)

————, 1995, *Telling Sexual Stories: Power, Change and Social Worlds,* London: Routledge.（= 1998, 桜井厚・好井裕明・小林多寿子訳『セクシュアル・ストーリーの時代——語りのポリティクス』新曜社 .)

Riley, C., 2009, "Women, Hair and Identity: The Social Processes of Alopecia," Supervised by Dt. Kiran Cunningham, Department of Anthropology and Sociology, A paper submitted in partial fulfillment of the requirements for the degree of Bachelor of Arts in Kalamazoo College.

Romweber, S., 2004, *Hair: Surviving the Fall,* Florida: Rainbow Books, Inc.

榊原賢二郎 , 2016,『社会的包摂と身体——障害者差別禁止法制後の障害定義と異別処遇を巡って』生活書院 .

————, 2019a,「まえがき」榊原賢二郎編『障害社会学という視座——社会モデルから社会学的反省へ』新曜社 , i - xii .

————, 2019b,「障害社会学と障害学」榊原賢二郎編『障害社会学という視座——社会モデルから社会学的反省へ』新曜社 , 152-201.

————編 , 2019,『障害社会学という視座——社会モデルから社会学的反省へ』新曜社 .

桜井厚 , 2002,『インタビューの社会学——ライフストーリーの聞き方』せりか書房 .

佐藤果林 , 2019a,「[しあわせ小箱] 脱毛症の女性漫画家（1）明るくハゲしくダンス」『読売新聞』2019 年 6 月 10 日（東京夕刊・12 面）.

————, 2019b,「[しあわせ小箱] 脱毛症の女性漫画家（2）34 歳　ツルリと抜けた」『読売新聞』2019 年 6 月 12 日（東京夕刊・12 面）.

————, 2019c,「[しあわせ小箱] 脱毛症の女性漫画家（3）ピカピカ笑顔で前向きに」『読売新聞』2019 年 6 月 13 日（東京夕刊・10 面）.

————, 2019d,「[しあわせ小箱] 脱毛症の女性漫画家（4）テカテカ頭　渋谷テクテク」『読売新聞』2019 年 6 月 14 日（東京夕刊・10 面）.

————, 2019e,「[しあわせ小箱] 脱毛症の女性漫画家（5）最高の輝き　世界を照らす」『読売新聞』2019 年 6 月 15 日（東京夕刊・10 面）.

Schütz, A. and T. Luckmann, 2003, *Strukturen der Lebenswelt,* Konstanz: UVK Verlagsgesellschaft.

岡知史, 2000,「21 世紀のセルフヘルプグループとその調査法」右田紀久恵・小寺全世・白澤政和編『社会福祉援助と連携』中央法規出版, 91-107.
岡村信子, 2004,「のぶちゃんの愛は円脱を救う！　part: 3――自分を受け入れる」『このゆびとまれ』36: 5.
――――, 2005a,「nobu ちゃんの愛は脱毛症を救う　part: 10――始《ママ》めてセミナーに参加したきっかけ――同病の人に出会って」『このゆびとまれ』44: 9.
――――, 2005b,「nobu ちゃんの愛は脱毛症を救う　part: 11――私のウィッグ物語」『このゆびとまれ』47: 6-7.
――――, 2007a,「nobu ちゃんの愛は円脱を救う　part: 21――改めて脱毛症を考える・MFMS に参加して」『このゆびとまれ』58: 10-2.
――――, 2007b,「Nobu ちゃんの愛は円脱を救う　part: 22――私の円脱ライフサポート」『このゆびとまれ』59: 9-10.
――――, 2008a,「Nobu ちゃんの愛は円脱を救う　part: 23――テレビ出演」『このゆびとまれ』61: 4-7.
――――, 2008b,「Nobu ちゃんの愛は円脱を救う　part: 24――ひどりがもの会を盛り上げよう――zei プロジェクト」『このゆびとまれ』62: 8-10.
――――, 2008c,「NOBU ちゃんの愛は円脱を救う　part: 26――円脱を広く知ってもらおう　MFMS さんのイベント参加のお誘い」『このゆびとまれ』64: 3-5.
――――, 2010a,「Nobu ちゃんの愛は円脱を救う　part: 35――新しいスタートを切る方達に向けて」『このゆびとまれ』73: 8-10.
――――, 2010b,「マイヘッド・マイスタイル 1　どうぞよろしくお願いします」『マイ・フェイス』1: 22.
――――, 2010c,「マイヘッド・マイスタイル 2　意味は後からついてくる！？」『マイ・フェイス』2: 18.
――――, 2010d,「マイヘッド・マイスタイル 3　ひとりじゃないよ！」『マイ・フェイス』3: 20.
――――, 2011,「マイヘッド・マイスタイル 4　できないことは何もない」『マイ・フェイス』5: 11-2.
奥村和子・桜井厚編, 1991,『女たちのライフストーリー――笑顔の陰の戦前・戦後』谷沢書房.
Parsons, T., 1951, *The Social System*, New York: Free Press.（= 1974, 佐藤勉訳『社会体系論』

岩井健樹, 2019,「連載『見た目問題』どう向き合う？　第35回『ハゲ』20人で踊ったら『自分を楽しめた』 脱毛症の女性が企画」『withnews』. 出典：https://withnews.jp/article/f0191207000qq000000000000000W06810101qq000020153A
樫田美雄, 1991,「アグネス論文における〈非ゲーム的パッシング〉の意味――エスノメソドロジーの現象理解についての若干の考察」『年報筑波社会学』3: 74-98.
河崎寛, 2002,「当事者研究はおもしろい――『私』を再定義する試み」浦河べてるの家『べてるの家の「非」援助論――そのままでいいと思えるための25章』医学書院, 137-46.
菊池陽南子, 2019,「セレモニー『これが私』 幸せ誓う 髪失った女性、ドレス姿で前橋の式場」『毎日新聞』2019年7月20日（群馬朝刊・26面）.
国立がん研究センター研究開発費がん患者の外見支援に関するガイドラインの構築に向けた研究班編, 2016,『がん患者に対するアピアランスケアの手引き』金原出版.
小豆だるま, 2012,『打倒！　円形脱毛症――私、ピカピカの一年生』角川書店.
――――, 2016,『日々ズレズレ――カツラ生活密着24時！！』小学館.
――――, 2019,『マンガでわかる円形脱毛症になったら読む本――自分が！？　家族が！？　もしものための円脱ガイド』合同出版.
熊谷晋一郎, 2017,「みんなの当事者研究」熊谷晋一郎編『みんなの当事者研究　臨床心理学増刊第9号』2-9.
草柳千早, 2004,『「曖昧な生きづらさ」と社会――クレイム申し立ての社会学』世界思想社.
中島荘吉・中山雅史, 2002,「『かつら』と患者の心理――Q.O.Lを考える」『日本香粧品学会誌』26（1）: 28-32.
西倉実季, 2005,「カムフラージュメイクは万能ではない――顔に疾患のある当事者へのインタビューから」『コスメトロジー研究報告』13: 57-63.
――――, 2009,『顔にあざのある女性たち――「問題経験の語り」の社会学』生活書院.
――――, 2011,「顔の異形は『障害』である――障害差別禁止法の制定に向けて」松井彰彦・川島聡・長瀬修編『障害を問い直す』東洋経済新報社, 25-54.
――――, 2017,「生きるためのユーモア――自己を笑う、病いの日常を笑う」『語りの地平』2: 3-24.
野中良祐, 2018,「円形脱毛症　治療しない選択肢」『朝日新聞』2018年6月20日（朝刊・26面）.
野澤桂子・藤間勝子編, 2017,『臨床で活かすがん患者のアピアランスケア』南山堂.

フィールドノート――現地取材から物語作成まで』新曜社 .
円形脱毛症を考える会編 , 2005,『あなただけではない円形脱毛症――よい患者･医者選び』同時代社 .
Erikson, E. H., 1968, *Identity: Youth and Crisis*, New York: Norton.（= 2017, 中島由恵訳『アイデンティティ――青年と危機』新曜社 .）
Frank, A. W., 1995, *The Wounded Storyteller: Body, Illness and, Ethics*, Chicago: The University of Chicago Press.（=2002, 鈴木智之訳『傷ついた物語の語り手――身体・病い・倫理』ゆみる出版 .）
Garfinkel, H., 1967, "Passing and the Managed Achievement of Sex Status in an 'Intersexed Person' Part1 an Abridge Version," *Studies in Ethnomethodology*, Prentice-Hall: 116-85.（= 1987,「アグネス、彼女はいかにして女になりつづけたか――ある両性的人間の女性としての通過作業とその社会的地位の操作的達成」［抄訳］山田富秋・好井裕明・山崎敬一編訳『エスノメソドロジー――社会学的思考の解体』せりか書房 , 217-95.）
Goffman, E., 1963, *Stigma: Notes on the Management of Spoiled Identity,* New Jersey: Prentice-Hall, Inc.（= 2001, 石黒毅訳『スティグマの社会学――烙印を押されたアイデンティティ（改訂版）』せりか書房 .）
ひどりがもの会・阿部更織編 , 2001,『誰も知らない円形脱毛症』同時代社 .
Hoffmann, C., 2006, *Breaking the Silence on Women's Hair Loss: A Proactive Guide to Finding Help,* Orem: Woodland Publishing.
星野哲 , 1994a,「子供たちの脱毛症（上）――原因不明　帽子・かつら…悩む親子」『朝日新聞』1994 年 5 月 25 日（朝刊・19 面）.
――――, 1994b,「子供たちの脱毛症（中）――原因『ストレス』で解明できず」『朝日新聞』1994 年 5 月 26 日（朝刊・19 面）.
――――, 1994c,「子供たちの脱毛症（下）――支援　かつら寄付など動き出す」『朝日新聞』1994 年 5 月 28 日（朝刊・17 面）.
石原孝二編 , 2013,『当事者研究の研究』医学書院 .
石井政之 , 2001,「変身するカツラカウンセラー――円形脱毛症」『迷いの体――ボディイメージの揺らぎと生きる』三輪書店 , 89-121.
石島健太郎 , 2019,「蝙蝠を生きる――進行する障害における能力と自己の肯定」榊原賢二郎編『障害社会学という視座――社会モデルから社会学的反省へ』新曜社 , 115-35.
石川准･長瀬修編 , 1999,『障害学への招待――社会、文化、ディスアビリティ』明石書店 .

参考文献

Adams, T.E., S. H. Jones, C. Ellis, 2015, *Autoethnography: Understanding Qualitative Research*.（= 2022, 松沢和正・佐藤美保訳『オートエスノグラフィー――質的研究を再考し表現するための実践ガイド』新曜社 .）

相本由利子 , 2003,「円形脱毛症と子育て」『このゆびとまれ』31: 3-4.

――――, 2010a,「『見た目問題で悩まない』in 大阪ミーティングに参加して」『このゆびとまれ』72: 2-5.

――――, 2010b,「スキンヘッドの向こう側」『このゆびとまれ』75: 3-5.

――――, 2014,「ユリの関西はんなり通信・その 20」『このゆびとまれ』99: 4.

――――, 2017,「人との出会いで自分が変わる――円形脱毛症を考える会の活動を通して」『ヒューマンライツ』347: 16-21.

秋風千恵 , 2013,『軽度障害の社会学――「異化&統合」をめざして』ハーベスト社 .

荒瀬誠治・坪井良治・山崎正視・板見智・乾重樹・勝岡憲生・斉藤典充・真鍋求・伊藤雅章・橋本剛・苅谷直之・成澤寛・秋山真志・植木理恵・伊藤泰介・中村元信・幸野健 , 2010,「日本皮膚科学会円形脱毛症診療ガイドライン」『日本皮膚科学会雑誌』120 (9) : 1841-59.

綾屋紗月・熊谷晋一郎 , 2008,『発達障害当事者研究――ゆっくりていねいにつながりたい』医学書院 .

――――・――――, 2010,『つながりの作法――同じでもなく違うでもなく』日本放送出版協会 .

張春穎 , 2019,「髪失っても私は私　誓いに臨んだ女性たち『人生楽しむ』」『朝日新聞』2019 年 9 月 13 日 .

江原由美子・山岸健編 , 1985,『現象学的社会学――意味へのまなざし』三和書房 .

Elis, C. and A. P. Bochner, 2000, "Authoethnography, Personal Narrative, Reflexivity: Research as Subject." In Denzin, N. K., & Lincolon, Y. S., eds. *The Handbook of Qualitative Research, Thousand Oask,* CA: Sage Publication.（= 2006, 藤原顕訳「自己エスノグラフィー・個人的語り・再帰性――研究対象としての研究者」平山満義監訳『質的研究ハンドブック 3――質的研究資料の収集と解釈』北大路書房 , 129-64.）

Emerson, R. M., R. I. Fretz, and L. L. Shaw, 1995, *Writing Ethnographic Fieldnotes,* Chicago: The University of Chicago.（= 1998, 佐藤郁哉・好井裕明・山田富明訳『方法としての

◉本書のテクストデータを提供いたします
本書をご購入いただいた方のうち、視覚障害、肢体不自由などの理由で書字へのアクセスが困難な方に本書のテクストデータを提供いたします。希望される方は、以下の方法にしたがってお申し込みください。

◎データの提供形式：CD-R、フロッピーディスク、メールによるファイル添付（メールアドレスをお知らせください）
◎データの提供形式・お名前・ご住所を明記した用紙、返信用封筒、下の引換券（コピー不可）および200円切手（メールによるファイル添付をご希望の場合不要）を同封のうえ弊社までお送りください。

◉本書内容の複製は点訳・音訳データなど視覚障害の方のための利用に限り認めます。内容の改変や流用、転載、その他営利を目的とした利用はお断りします。

◎あて先：
〒160-0008
東京都新宿区四谷三栄町6-5 木原ビル303
生活書院編集部　テクストデータ係

キリトリ線

【引換券】
髪をもたない女性
たちの生活世界

著者紹介

吉村さやか

(よしむら・さやか)

1985年東京生まれ。日本大学大学院社会学専攻博士後期課程修了。博士(社会学)。日本学術振興会特別研究員(DC2, PD)などを経て、現在、日本大学文理学部社会学科助手、早稲田大学文化構想学部ほか非常勤講師。

主要業績に、『障害社会学という視座——社会モデルから社会学的反省へ』(共著、2019年、新曜社)、「なぜ彼女は『さらす』のか——髪を喪失した女性のライフストーリー」(『日本オーラル・ヒストリー研究』11号、2015年)、「『カツラ』から『ウィッグ』へ——パッシングの意味転換によって解消される『生きづらさ』」(『新社会学研究』1号、2016年、新曜社)、「髪のない女性たちのアイデンティティ・ポリティクス——当事者運動の黎明期に焦点を当てて」(『社会学論叢』198巻1号、2020年)、「『女性に髪がないこと』とパッシングの障害社会学——髪のない女性たちの生きづらさへの対処戦略の検討から」(『解放社会学研究』34号、2021年)、「『エンパワーメントの語り』を継承する——私が調査を続ける理由」(『語りの地平』6号、2021年)、「『見た目問題』と生きる——ライフコースの視点から」(『社会福祉研究』147号、2023年)など。

髪をもたない女性たちの生活世界
——その「生きづらさ」と「対処戦略」

発　行———— 2023年9月15日　初版第一刷発行
著　者———— 吉村さやか
発行者———— 髙橋　淳
発行所———— 株式会社　生活書院
〒160-0008
東京都新宿区四谷三栄町6-5 木原ビル303
TEL 03-3226-1203
FAX 03-3226-1204
振替 00170-0-649766
http://www.seikatsushoin.com
印刷・製本—— 株式会社シナノ

　ISBN 978-4-86500-156-3